张氏医门零金碎玉微信小课堂

——张炳厚讲中药临床应用与鉴别

主编◎张炳厚

第一集

中国中医药出版社

·北　京·

U0346241

图书在版编目（CIP）数据

张氏医门零金碎玉微信小课堂·第一集：张炳厚讲中药临床应用与鉴别 / 张炳厚主编 . —北京: 中国中医药出版社，2016.8（2021.1重印）

ISBN 978-7-5132-3287-6

Ⅰ . ①张…　Ⅱ . ①张…　Ⅲ . ①张氏医门 – 微信小课堂

Ⅳ . ① R289.1

中国版本图书馆 CIP 数据核字（2016）第 208526 号

中 国 中 医 药 出 版 社 出 版

北京经济技术开发区科创十三街 31 号院二区 8 号楼

邮政编码　100176

传真　010-64405721

山东临沂新华印刷物流集团有限责任公司印刷

各地新华书店经销

＊

开本 880×1230　1/32　印张 5　彩插 0.5　字数 108 千字

2016 年 8 月第 1 版　2021 年 1 月第 2 次印刷

书号　ISBN 978-7-5132-3287-6

＊

定价　25.00 元

网址　www.cptcm.com

如有印装质量问题请与本社出版部调换

版权专有　侵权必究

社长热线　010 64405720

购书热线　010 64065415　010 64065413

微信服务号　zgzyycbs

书店网址　csln.net/qksd/

官方微博　http：//e.weibo.com/cptcm

淘宝天猫网址　http：//zgzyycbs.tmall.com

《张氏医门零金碎玉微信小课堂·第一集》

编委会

教学无涯
师为舟楫
学无止境
生似风帆

国家级名老中医张炳厚教授

收徒仪式之庆

路志正

癸巳
正月

国医大师路志正为张炳厚教授题词

中藥春苗春笋壽

不盡中醫藝山藝

海藝無涯

丙寅冬月 張炳厚

张炳厚教授墨迹

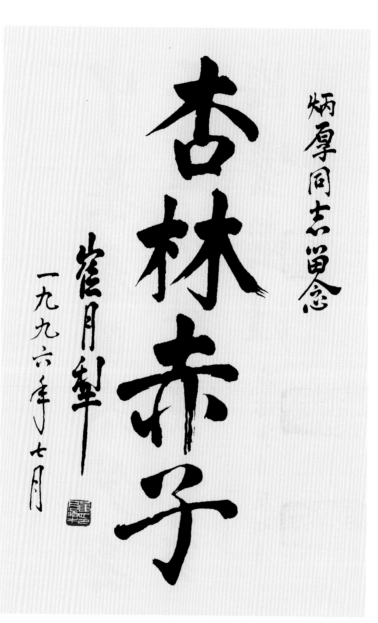

杏林赤子

炳厚同志留念

崔月犁

一九九六年七月

原卫生部部长崔月犁为张炳厚教授题词

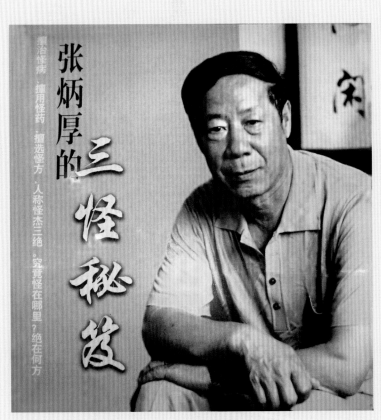

张炳厚的三怪秘笈

擅治怪病·擅用怪药·擅选怪方·人称怪杰三绝·究竟怪在哪里？绝在何方

《中华英才》插图

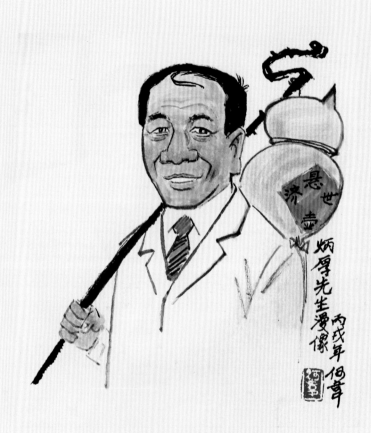

著名漫画家何伟大师为张炳厚教授画像

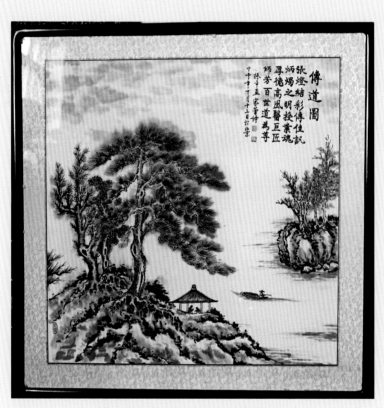

传道图

張燈結彩傳佳訊
炳燭之明授業魂
厚德高風醫巨匠
師芳百世道為尊

甲午年十月十五日拜祭
孫子玉家蕾拜

弟子杨家蕾为张炳厚教授创作传道图

七　绝

宽街竖坛舞南阳，

杏林茁壮橘井香，

六十春秋究岐黄，

薪火传承铸栋梁。

张炳厚贺院庆

2016 年 4 月

孙 序

　　清·徐大椿撰于乾隆二十二年之《医学源流论·用药如用兵论》曰："兵之设也以除暴，不得已而后兴；药之设也以攻疾，亦不得已而后用。"当知"以草木偏性，攻脏腑之偏胜，必能知彼知己，多方以制之"，所以，医者应"选材必当，器械必良，克期不衍，布阵有方！"然而，若非深明中药之四气五味、升降浮沉者，焉能"调兵遣将"？若非深谙单行、相须、相使、相畏、相杀、相恶、相反之中药七情者，焉能组方用药？故精通中药之性味功能、巧用中药于扶正祛邪，实乃历代中医学者独家心法和慎传之秘！

　　素有"神医怪杰"美誉之张炳厚教授新著《张氏医门零金碎玉微信小课堂——张炳厚讲中药临床应用与鉴别》（以下简称《张氏医门微信课堂》)，是印证"用药如用兵论"之可读之书、可学之书、可用之书，可谓"三新三益"之著作。

　　一是立意新，有益于中医传承。中医名家学术经验传承的不二法门是"读经典、多临床、跟名师"，但是真正"求得经典之精义、求得临床之积累、求得师门之心法"者稀有。其关键原因在于教与学皆未得其真谛，若教者照本宣科、不结合临床实际；学子死记硬背、不联系临床实际，则空入宝山、徒费时光。举如近现代以来，中医、中药分家，导致医不识药、药不知医，临床疗效日渐难显。国家中医药管理局充分认识到这是中医传承工作中的一大危机，遂于全国第三批优秀中医临床人才培训期间，进行中药辨识考试，仅仅要求具有主任医师职称的每位学员在20分钟内辨识20味中药饮片并说明其功效，结果及格者甚寡，如此何谈对中药的灵活运用？张炳厚教授有感于此，根据自身临床经验，给徒弟们补上中药临床应用与鉴别的课程，拓展传承范畴、拓宽学生视野，此立意确实新颖，使医者知药用药，有益于中医临床学术经验的传承，值得推广。故《张氏医门微信课堂》将其讲课内容汇编问世，其功大矣！

　　二是内容新，有益于临证发挥。关于中药的临床应用与鉴别，自《神农本草经》以降，论著汗牛充栋，但结合临床应用与鉴别而将中药性味功能、独家组方秘旨条分缕析、一一详明者鲜见。张炳厚教授师承秦伯未、王文鼎、宋向元、刘渡舟、王绵之、祝谌予等十余位先生，且执业中医临床已越五十余载，摒除门户之见、融合诸师所授、结合自身经验，创造了"明辨证候主次、权衡标本缓急、化裁经方时方、选用对证方药、重剂量大力专、轻剂出奇制胜、虫类毒麻巧用、偏性偏胜建功"的临床用药总诀。《张氏医门微信课堂》将临床常用中药分类列举，每类药首先总述其共性；其次以"应用与鉴别"阐明该类各药的形状、性味、功能、识别方法、适用病证、配伍宜忌、前贤用法、自身经验、典型案例；再次以"备考"注明注意事项。如"理气药"类分为"调气药""破气药""降气药"三项；每项精讲数种，如"调气药"之木香、香附，"破气药"之枳实、枳壳、青皮、三棱，"降气药"之沉香、代赭石；每种药重在结合实例讲明适用范围、配伍要领、剂量变化；最后以"结语"总结该类药的特点与应用大旨。纵观通篇，无矫饰、无赘言、无妄语，诚如《孟子·告子章句上》所言"大匠诲人，必以规矩"，读者当感之如醍醐灌顶，茅塞顿开！是书有益于中医临证发挥，值得研读。故《张氏医门微信课堂》将其毕生临床用药经验公之于世，其惠众矣！

三是形式新，有益于事业发展。自古迄今中医师承授受历经面授、私淑、函授、带教、大讲堂集训、远程教学等形式，而利用微信平台，开展专题微信课堂教学，确为已值耄耋之年的张炳厚教授首创，为此需要付出多少辛劳？此种责任担当和与时俱进的精气神，令人感佩！是书有益于事业发展，值得推介。故《张氏医门微信课堂》将其八十老翁微信讲课集成问世，其泽深矣！

《张氏医门微信课堂》将以简约、明快、丰富、实用为特征回应"用药如用兵论"的观点与方法。

习近平总书记说："当前，中医药振兴发展迎来天时、地利、人和的大好时机，希望广大中医药工作者增强民族自信，勇攀医学高峰，深入发掘中医药宝库中的精华，充分发挥中医药的独特优势，推进中医药现代化，推动中医药走向世界，切实把中医药这一祖先留给我们的宝贵财富继承好、发展好、利用好，在建设健康中国、实现中国梦的伟大征程中谱写新的篇章。"此为洪钟大吕，中医人当竭诚尽力、努力做出贡献。《张氏医门微信课堂》适时付梓，可视为中医药这一大海中的一滴水，但亦可映照出太阳的光辉！

是故，爰为之序。

孙光荣

2016 年 4 月 18 日于北京

孙光荣，湖南浏阳人，国医大师，国家中医药管理局改革发展咨询专家委员会委员，中央保健专家，北京中医药大学中医药文化研究院院长，湖南中医药大学顾问，长春中医药大学客座教授，澳门科技大学荣誉教授。荣获 2015 年度"健康中国"十大人物、中国中医药新闻人物称号。

刘　序

　　我与张老相识已有二十余年了，张老一直是我非常敬佩的名师前辈。前些时，张老给我打电话，要我给即将出版的新作《张氏医门零金碎玉微信小课堂》作序，我当即表示难以承担。原因是作为晚辈的我才疏学浅，哪有资格给老师作序。但张老一再鼓励我要大胆尝试，于是决定试试。

　　我之所以想尝试一下，原因有三：一者，张老乃非常著名的临床大家，不但理论造诣深厚，博古通今，凡内外妇儿各科无一不精，堪称最全能的临床大师。一生擅治怪病，擅选怪方，擅用怪药。对许多疑难杂症，每能独辟蹊径，获得奇效，故以"医林怪杰"而蜚声海内外。适逢张老新作问世，能先睹为快，何尝不是一件幸事。第二，我从事杂志编辑多年，主要工作就是采集最好的专家成果和经验，为广大读者服务。过去曾经组织过多次临床高级培训班，有幸邀请张老给学员们授课，大受欢迎。但遗憾的是，毕竟能有机会亲聆张老传授经验者，实在太少了。而《张氏医门零金碎玉微信小课堂》的出版，无疑是广大读者的福音。第三，《张氏医门零金碎玉微信小课堂》是张老为其传承弟子授课的内容，能成为张老的弟子不是一件容易的事。就我所知，都是三甲医院临床各科的学术带头人、科主任等中青年才俊，甚至是全国知名的中年学者。而《张氏医门零金碎玉微信小课堂》的出版，可以让更多仰慕张老的有志青年大受其益，岂非功德无量之事。

　　展阅书稿认真拜读，不仅让我感叹大师真的名不虚传，方才顿悟为何那么多已经成名的中青年专家都争相成为张老的弟子。书中没有宏幅巨篇，更没有高谈阔论，全是张老一生临床用药和诊治疾病的感悟和实用心得，这才是从医者真正想要的。出于编辑的本能，迫不及待地想推荐给广大读者，是以自己的粗浅感受，谨记数语以为序。

刘国正
2016 年 4 月

育得杏林花千树

——跟师张炳厚教授学习有感

2015 年 9 月 29 日，恩师张炳厚在"张氏医门"微信群里呼我和师姐柳红芳，嘱我们下午 2 点回话。诊余，电问老师有何吩咐，老师说 10 月 11 日召开的张炳厚学术思想交流会暨拜师收徒仪式上，让我们发言。我受宠若惊，激动不已。拜师入门以来的跟师学习往事一幕幕浮现眼前。

记得，午马岁末，国家级名老中医张炳厚教授拜师授徒仪式在北京举行，北京市中医管理局、首都医科大学附属北京中医医院有关领导莅临，其间，余代表拜师弟子发言，数年求学甘苦涌上心头，随吟一首，以抒心声。

仲冬京城求学勤，
张门多有立雪人；
再拜杏林参天树，
薪火传承业有助。

还记得，张炳厚教授乃中国中医科学院传承博士后导师，北京中医药大学博士生导师，全国老中医药专家学术经验继承工作指导老师，北京市中医管理局原局长，北京市中医药学会原会长。较长时期跟随秦伯未、王文鼎、宋向元、刘渡舟、王绵之、祝谌予等十余位中医学家学习。其辨证施治胆大心细，擅用"毒麻"之品，用药量大效宏，年近八旬，开通微信，每周三上午开设《零金碎玉微信小课堂》讲座，专门讲授临证用药心得，弟子中不乏博导之士，皆谓受益匪浅，甚为感动；余亦受益，遂以诗唱和。

> 零金碎玉小课堂，
> 张师灼见惠四方；
> 微信传道蹊径辟，
> 网络授业方式稀；
> 屡见俊彦求学人，
> 多有硕学拜张门；
> 师承教育开新篇，
> 同门弟子舞蹁跹。

　　曾记得，全国第三批优秀中医临床人才西安培训学习期间，国家中医药管理局进行中药辨识考试。要求每位学员 20 分钟内辨认识别 20 味中药饮片并说出它们《中国药典》记载的 2 至 3 种功效。结果及格者有限，中医师承教育尤显重要，而炳厚张师首开中国中医师承教育微信本草课堂，实乃国医幸事！同门福事！

　　又记得，老师每次临证用药，从不开无汤头之方，口中念念有词，一边背诵方剂歌诀，一边嘱我辈抄方，且每能辨证化裁，灵活加减，善遣类方，善使怪方，善用怪药，善治怪病，药简量大，效如桴鼓。我们弟子侍诊抄方，处方中每味中药老师命我们皆以三字书写，如醋柴胡、寸麦冬、盐黄柏、杭白芍、淮生地、血竭面、制马钱等，以明炮制、服用方法、产地等，用药道地，功效迥异，中医药元素符号尽显方中，有"神医怪杰"之誉。其胆大心细、治学严谨之风令我辈后学效法。

我见老师善用川芎茶调散类方治疗偏头痛、疼痛三两三治疗疼痛诸证效佳，老师诊余，不惑之处我便向老师请教，虽然老师不苟言笑，性情率直，但对于我的提问，不厌其烦，耐心解答，令我甚为感动。我在临证中常用学习到的川芎茶调散类方治疗偏头痛、疼痛三两三治疗疼痛诸证，也收效甚佳。这无不得益于老师的谆谆教诲，由是可见师承教育的重要性和价值所在。

更记得，每周三的上午，是我们张氏医门弟子中医药知识汲取的听觉盛宴，老师为广育中医才俊，在繁忙的诊务之余，不畏酷暑，不辞辛苦，精心备课，老师先从本草讲起，每次讲解数味药物，旁征博引，验之临床，倾囊相授，本草、方剂互释，令人耳目一新，在炎热的盛夏，大江南北、长城内外的张门弟子犹如畅饮甘泉，真解渴也！

张老师每次微信讲课完毕后，认真点拨、指导弟子们的听课心得、体会，且又是才思泉涌之人，不乏医文并扬之句。虽然老师每次只讲解几味中药，但因为讲的都是干货，我得好好消化一周，做完笔记后，也就到了下周一二了。虽然辛苦，但也乐此不疲，如饮甘醴。老师在赠给我他的大作

《医林怪杰张炳厚》一书的扉页上嘱我："植根岐伯经典，醉心南阳精华。"勉励我矢志不渝，献身中医药事业。

"育得杏林花千树，迎来春风满园芳。"如今，朱婉华、陈进春、柳红芳、赵文景、段昱方、冯利、徐浩、魏勇军等一批弟子活跃于全国各地中医学界，为民除疾，受民陈颂。而张老犹如育苗园丁，甘洒甘霖，迎来杏林满园春色。

河北省沧州中西医结合医院　刘建

2016 年 4 月

自　序

　　吾，张炳厚，是一名年近八旬的老中医，谙熟中医经典，博览百家丛书，从事中医医、教、研和管理工作五十余年。悬壶临证是吾喜爱之第一。吾是中医全科医师，疗效是一生追求的永恒。吾的箴言是"借以岐伯仁德术，康复五洲伤病人"。传承教育是吾喜欢之第二，特别在国家中医药管理局举办全国优秀中医临床人才培训项目以来，学子们听吾讲课、从吾临床，大家认可吾的中医学术水平和临床疗效。前后七批六十余人入室门下。学子们又为吾建立微信群"张氏医门"。入门听课者已多达一百五十六人，含部分第三代继承人和至友数人，这些人分布全国各省市、自治区，从事中医各科、各专业。集中讲课谈何容易！怎么办？——"张氏医门零金碎玉微信小课堂"，真乃"神来之笔"。

　　吾在微信小课堂讲课每周一次，迄今已达四十余讲，并已汇辑成书，第一册即将出版。荣幸由国医大师孙光荣教授和《中医杂志》刘国正社长作序。他们对吾的赞扬虽有过誉，但对本书的评价却十分客观，序提炼出书中之精华，阐明出书目的，预见本书的学术、社会和经济效益，为本书增添了光彩。正如诸多弟子反馈所说："张老师讲课，以药组方、以方论药、根据经典、广涉前贤，联系自身经验，从共性到个性，结合实例把每味中药演绎得十分透彻，可谓淋漓尽致，特别是强调性味归经、升降开阖是药物取效之机制，虽未单列，但却贯穿全书中药讲解之始终。听课犹如醍醐灌顶，让人耳目一新。用于临证立竿见影，十分有效。"吾闻之，感到欣慰。

本书没有宏幅巨著，更没有高谈阔论，全是吾的诊治感悟和用药心得，这些都是从医者，特别是中青年医师渴望索求的。希望广大读者喜欢本书，与中青年医者同修，此书精诚可学可用，可以借鉴，也供吾辈同仁雅读消遣，更希望批评指正。

张炳厚

2016 年 4 月

张炳厚教授小传

　　国家级名老中医张炳厚教授，1937年出生于北京市房山区河北镇，1958~1964年就读于北京中医学院（现北京中医药大学），毕业后长期从事中医临床、教学、科研及行政管理工作。现为第一批全国中医药传承博士后合作导师，国家中医药管理局全国老中医药专家学术经验继承工作第二、三、四批指导老师。先后担任国家中医药管理局中医肾病重点专科——北京中医医院肾病科学术带头人及大内科主任，北京市中医管理局副局长，第八、九届北京中医药学会会长、名誉会长，被聘为北京中医药大学客座教授及方剂专业、临床医学专业博士生导师，中国中医科学院学术委员会委员，全国老教授学会医药委员会常务理事，第二届全国高等中医药教育教材建设指导委员会顾问，全国高等中医药教材评审委员会顾问，《北京中医药》杂志副总编，北京同仁堂集团中医大师，北京同仁堂中医院院长、书记。国家中医药管理局设张炳厚名医传承工作室，北京市中医管理局设张炳厚名医传承工作站。

　　张炳厚教授早年师从秦伯未、刘渡舟等多位名家大师，熟读经典，博采众长，不拘古法，继承创新，经验丰富，疗效卓著，总结出一整套独特的辨证论治体系，其学术思想在中医界独树一帜，人称"医林怪杰""治痛名家"。张炳厚教授以脏腑辨证为核心，用方新颖不失规律，遣药奇特不违理法，引经据典，擅用虫药。张炳厚教授精通中医内外妇儿诸科，擅治疑难怪证，尤对慢性肾病及痛证疗效显著。其研创的补肾八法及地龟汤类方（治疗慢性肾病）、川芎茶调散类方（治疗头痛）、疼痛三两三类方（治疗痛证）等独具特色，以简驭繁，被广泛用于临床，屡建奇效。

张炳厚教授鉴于中医诊治规律繁复漫散，不好掌握，影响疗效的情况，50年来，他熟读中医经典名著，综各家所长，结合临床实践，揣摩出一整套自己独特的辨证治疗规律。并提出"顺其性即为补""补其正即为顺"的治疗原则，将其泛用于治疗八法中，尤其在补法中最为常用。

在辨证方面，力求精细入微，泛用各种辨证方法，而以脏腑辨证为核心。提出辨证五大要点：①症状全面而确切；②围绕主症进行辨证；③在疾病发展中进行辨证；④个别症状往往是辨证的关键；⑤既要辨证又要辨病。

在用方方面，无论经方、时方，纵览伤寒、温病，冶诸方为一炉，摆脱门户之见。张教授创出众多类方和通用方，以简驭繁，并将类方分为基础方和加减方。基础方多为成方或自拟经验方，治疗疾病的共性。加减方则针对不同病因病机、辨证而灵活化裁，治疗疾病的个性。张炳厚教授用方十分广泛，如以"加味滋生青阳汤"治疗高血压、三叉神经痛；以"冠心六号"治疗冠心病、心绞痛；以"加味爽胃饮"治疗肝胃不和的疾患；以"清肝利胆汤"治疗胆囊炎；以"止咳定喘汤"治疗咳喘，以"加味控涎丹"治疗胸水；以"油发煎"治疗血尿；以"清肾丸"治疗泌尿系感染。张炳厚教授还擅治温病，尤以治湿温病见长。以"三石汤"加味和"三仁汤"加味治疗无名高热，特别是"三石汤"在2003年非典中，被北京地区乃至全国普遍使用，效果甚佳。并擅用活血化瘀、涤痰滚痰法治疗多种疑难怪症。先后总结了"治肾八法及肾病的治疗经验""冠心病治疗十法""脾胃病的治疗经验""肝胆病的治疗经验""头痛的治疗经验""咳嗽的治疗经验"等，均有论文发表。

在用药方面，无寒温攻补门户之偏，权衡临床而应用。擅用虫蚁之品、毒麻之剂，常奏意外之功。药物剂量主次分明，有时取其"量大力宏"，有时用其"轻可去实"。讲究引经报使，用方新颖，选药奇特，独树一帜，充分体现中医辨证论治的特色。

张炳厚教授性格直爽，行事有侠肝义胆，谈起遣方用药也爱用军旅兵阵做比喻。常说："中药是兵，医生是将，有百万大军，却难得领兵之将；方剂是阵，医生是旗，阵法失灵，皆因旗子指向不明。"这既是张老师对时下中医界现状与所存问题的一个生动的评价、对中医后生的殷切期待，同时，也是老师自身50余年的临证心得。

药还是那些个药，方还是那些个方，为什么现在中医大夫的治病效果不如过去的老中医，常常不能令人满意呢？就是缺乏懂药、知药、善于用药的中医将才，缺乏懂方、知方、善于指挥药力方向的中医灵旗。

张老师常教导学生开好方剂的几个要点：

①知兵善任：了解、熟悉尽量多的中药药性药味，常去中药房看看，了解饮片及相关炮制。②开方时对药力的寒热温凉构成、药力的强弱大小要心中有数，用药胆大心细，务求实效。③多关注既有的成方，多背方，从成方的构成与使用中可以了解、反推具体药味的功能及使用方法。④辨证要细致，多个病因、多个脏腑合病时，一定要找到主因、主脏，遣方布阵必针对主因、主脏、主要病所。⑤方阵指向要明，对所开方剂总体药力的归经走向、升降收散要清清楚楚，要令药力直达病所或相关脏腑，辨证、立法与遣方环环相扣，不能含糊，如果军旗乱指，指挥员糊涂，所开方剂必也混乱，如何作战攻敌？怎能立竿见影？

总之，要求学生对方剂、药味要熟、要精，基本功要扎实，勤临证，多思考。

张炳厚教授独树一帜的风格和高超医术，对治疗心、肺、肾、脾、胃等疾病均有很深造诣和效果，因其卓著的疗效深受患者信任和爱戴，堪称全面继承传统，充分体现中医辨证论治特色，师古而不泥古的医林怪杰。

张炳厚教授一直致力于中医教育事业，早在20世纪80年代初，张老就开始担任北京中医医院大内科教学组长，1987年担任大内科教研室主任，张老临床经验丰富，疗效卓著，加之中医理论功底深厚，深受学生们的好评。近年来，拜师于张老门下的中医学子来自于全国各地，都是在当地独当一面的优秀中青年专家，在其专业领域颇有建树，有的是省级名中医药专家，或是博士生导师，甚至博士后导师，大都担任科主任、学科带头人或院长等职务，中医理论知识深厚，学术上也很有造诣。目前张炳厚教授门下有全国名老中医药专家学术继承人6人，全国优秀中医临床人才继承人39人，北京市中医管理局复合型人才中医药学术带头人培养对象2人，北京同仁堂中医医院继承人4人，第三批河北省优秀中医人才继承人2人，民间继承人8人。为便于大江南北的弟子学习及探讨中医学术，张老及诸弟子组建"张氏医门微信群"。

张老虽已年近耄耋之年，仍学习使用微信，于2015年4月首开名老中医药专家中医师承微信教育之先河——"张氏医门零金碎玉微信小课堂"，在繁忙的诊务之余，不辞辛苦，精心备课，倾囊相授，于每周三上午，专门讲授其临证用药心得，本草、方剂互释，使大江南北、长城内外的张门弟子犹如畅饮甘泉，皆谓受益匪浅，诚如弟子广西中医药大学附属瑞康医院风湿科主任庞学丰所言：通过跟随张老学习，使用老师的辨证思维和方法治疗，很多病人都取得满意疗效，特别是一些之前对中医中药失去信心的老病号，通过治疗取得佳效，都改变了以往对中医的看法，成了中医药的铁杆粉丝。

年逾古稀的张炳厚教授至今仍奋战在中医临床、教学、学术研究的第一线，成为当代继承、弘扬、传播中医药的中流砥柱。张炳厚教授的众弟子们也活跃于全国各地中医学界，为民除疾，受民称颂。而张老犹如育苗园丁，甘洒甘霖，"育得杏林花千树，迎来春风满园芳"。

目　录

补养药

理血药

理 气 药

温 里 药

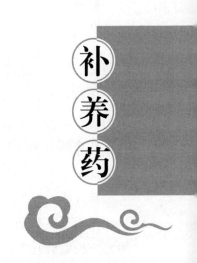

补养药

补气药

张炳厚
2015-07-01

各位学子，张氏医门零金碎玉微信小课堂第 1 讲。

凡一切可以补充气血阴阳之亏损，使气血逐渐充足，阴阳得以平衡，从而能够治疗各种虚证的药物均称为补养药。补养药分为补气、补血、补阴、补阳（包括助阳）四大类。

补气药一般有扶正胜邪的功能，性质比较平和，用于治疗无明显寒热而有虚弱证候者，如四肢倦怠无力、少气懒言、头晕健忘等，严重者可见气虚暴脱，脉微欲绝或失血过多的昏厥症状。

人参：大补元气，补脾益肺，生津止渴，宁神益智。

1950 年我在北中医（现北京中医药大学）上学时，就常听老师说：不会用人参和大黄的中医，不是真正的中医。越猛烈的中药取效越捷，作用越大。炮制越复杂的中药越有特殊功效。

【应用与鉴别】

1. 人参因产地不同而名称亦异，如产于吉林者称吉林参,产于辽东者叫辽参,产于朝鲜者叫高丽参。吉林参和辽参皆性味甘寒,而高丽参则性味甘温。张山雷说:"辽参禀性醇正,绝无刚烈气象,是以滋养阴液,尤其独步;而高丽参则已有刚健姿态,温升之性,时时流露,兼能振作阳气。阴虚之体,相火易升,则宜用辽参而不宜于高丽参;若阴液既耗,而真阳亦衰,则宜用高丽参而不宜于辽参;一则养阴而兼理虚热,一则补阴而即以扶阳,各有专主,不容或紊。"

2.人参种类和名称繁多,主要分为三种:一种野生于深山密林中,名叫野山参,补气的力量较大而无燥气。一种是生于山中后移植园中,名叫移山参,作用略同于野山参,但补气弱于野山参,且有燥气。一种是人工栽培的,名叫养参,性燥偏温,市上所卖以养参为多。

3.人参须是横生于颅头而细者,善行经络之气。参芦是人参之蒂,主涌吐风痰在胸膈。人参叶,浸汁沐浴头发,令光黑不落。参液:浸之,洗发,可令发光黑不乱。

4.人参用于气虚欲脱、气息短促、汗出肢冷、脉微细,或大量出血引起的虚脱等危急证候。人参功能大补元气,可单用一味人参煎服(即独参汤),以补气固脱。20世纪80年代我曾治一位朋友的父亲,脑出血手术后,气管切开,恢复期,在天坛医院住院,卧床,一切生活不能自理,只用独参汤,每日400mL,渐减量至200mL、100mL,一年后除不能讲话外,生活完全可以自理。还能由人陪同上街购物。十余年后,96岁寿终。对于年老重病、不能治愈的,我也常用独参汤延长其寿命。

5. 肺虚气喘。我临证治喘，无论虚实寒热，只要是久喘，在明确辨证的情况下，均加用之，因人参可以补肺气，治疗肺气虚喘。肺气以降为顺，失降则气上而逆，顺其性即为补，补其正即为顺。治喘常配沉香、蛤蚧、煅磁石。

6. 脾胃虚弱，倦怠少食，以及久泄脱肛等证。人参是补脾胃元气之要药。当然还必须加黄芪且重用。

7. 消渴，热病耗伤津液。人参可生津止渴，用于治疗消渴、热伤津液。常与生地黄、天花粉配伍。

8. 人参与西洋参均能补益元气，可用于气虚欲脱之气短神疲，脉沉细无力等症，但人参补气救脱之力强，单用即可收效。西洋参偏于苦寒，兼补阴，较适宜治疗热病导致的气阴两虚之脱证。二药皆可补脾肺之气，主治脾肺虚弱之症，其中也以人参力较强，但西洋参多用于脾肺气阴两虚之证。此二味还有益气生津的作用，均常用于津伤口渴和消渴症（上、中消）。此外，人参尚能补益心肾之气，安神增智。常应用于心肾不交之失眠、健忘、心悸及肾不纳气之虚喘。关于失眠用人参，中医的理论有：上下同病，取其中。中即脾胃，上下同病需要脾胃作为斡旋。如心肾不交，肾阴上交于心，行到中焦的时候就需要脾之升托助其上升。心火下移于肾，行到中焦的时候就需要胃之顺降助其下行。该理论中医道家学说称为"童姹相配，黄婆为媒"。西洋参应归属于滋阴药，详细内容待后讲述。

9. 人参与党参均有补脾肺气、益气生津、益气生血及扶正祛邪之功。均可以用于肺脾气虚、津伤口渴、消渴及血虚气虚之证。但党参性味甘平，作用和缓，药力薄弱，不具有人参益气救脱之功。凡元气虚脱之证只能用人参，不能用党参代替。

【备考】

高丽即今之朝鲜半岛西北部。参色有红白之分。红参鲜时也是白色参，经蒸煮加工后变红色，现在一般称白色的为人参，红色的为高丽参。要求煎剂宜另煎兑服。

今天的课就讲到此。

张炳厚
2015-07-08

各位学子，张氏医门零金碎玉微信小课堂第 2 讲。

党参：补中益气，健脾益肺。

【应用与鉴别】

1.用于肺脾气虚证。补脾常与白术、茯苓同用，如四君子汤。对肺气虚的咳嗽、气促、语声低弱，可与黄芪、蛤蚧同用，止咳定喘。党参补益脾肺之功与人参相似，而力较弱，临证常用以代替古方之人参，治疗肺脾气虚之轻证。

2.用于气血两虚证。党参既能补气又能补血，常用于气虚不能生血，血虚无以化气，而见面色苍白、萎黄、乏力、头晕、心悸等气血两虚证，常配黄芪、白术、当归、熟地黄等，以增强补气补血功能，如补中益气汤、人参养荣汤、归脾汤等。

3.用于气津两伤证。对热伤气津之短气、口渴等气津两伤轻证，常与麦冬、五味子等养阴生津之品同用，如东垣之清暑益气汤，随诊过我的弟子知我常用此方，甘温除热，治疗气虚发热，多取佳效。

4.用于扶正祛邪。本品用于气虚外感，以扶正祛邪，使攻邪不伤正。如我临证常用人参败毒散治疗气虚感冒，如果以咳嗽、咳白痰为主者加杏仁，效如桴鼓。

5. 党参有数种，以西潞党参和台参为最佳。党参皮纹细横、肉白柔润，头小于身，气香味甜，与人参相近，健脾不燥，滋胃不湿，不像高丽参偏于刚燥。不足的是力量较弱，力不能持久。若虚弱甚而危急者，还要用人参。

6. 太子参味甘微苦，细如参条，补益元气似人参而力弱。东洋参出于日本，味甘性温，补力不如人参和别直参。

7. 高丽参分为晒参、力参、别直参、朝鲜参四种，皆较党参为优。

8. 西洋参产自北美，甘苦性寒，以泻热生津止渴见长，兼有清养肺胃之功。

以上对诸参的应用鉴别做了全面讲述，希望大家认真学习，并进行临证观察，对提高疗效有莫大益处。

沙参：分南沙参、北沙参两种。南沙参清肺火；北沙参养胃阴。二药同用效佳。

【应用与鉴别】

1. 用于治疗肺虚有热。证见干咳少痰，或久咳声哑，必南北沙参同用。沙参功能清肺养阴，且益肺气，乃治疗肺热咳嗽之要药。

2. 用于胃阴耗伤，津少口渴。沙参甘凉柔润，善养胃阴，而复津液。

3. 南沙参空松而肥，气味轻清；北沙参坚实而瘦富含汁液。一则偏清肺，一则偏养胃阴。对于肺虚有余热而致之咳嗽，宜南沙参；对于胃虚无虚热而发生之咳，宜北沙参。我临证用沙参麦冬汤清宣润燥，治疗燥伤咳嗽，常南北沙参同用。因为本方的病机是燥伤肺胃津液，胃津伤则咽干口渴，肺津伤则干咳不已。

黄芪：实表，补气。黄芪有生用、炙用和单用其皮之区别。

【应用与鉴别】

1. 生黄芪固表止汗，用于体虚表气不固之自汗。如《世医得效方》之玉屏风散配伍防风、白术治表虚自汗。《太平惠民和剂局方》配伍麻黄根、浮小麦、牡蛎治诸虚自汗。

2. 生黄芪托毒排脓，因其能补气扶正，可用于痈疽久不溃破或溃久不敛者，每与人参、肉桂等同用。如《外科正宗》透脓散中，加当归、川芎、山甲、皂角刺等药以托毒收敛。

3. 生黄芪利水消肿，能补气通阳利水，治虚证风湿、水肿，如《金匮要略》防己茯苓汤，治疗皮水肢肿，治皮水及风湿浮肿、身重、汗出恶寒等症。利水多是黄芪皮之功。

4. 炙黄芪用于补气升阳。本品甘温益气，对气虚衰弱之证与人参同用为参芪膏，有强大的补气作用；与白术同用，名芪术膏，能补气健脾；与当归配伍，名当归补血汤；与附子配伍，为芪附膏，可温中助阳。黄芪有补气升阳之功，补益气血，可用于气虚下陷之证，如补中益气汤。我临证遇血压高者都用生黄芪，生者补气升举力弱故也。东垣的补气升阳方剂均以黄芪为君药，可见东垣最大的贡献不在于补气而在于升阳。我临证用补益升阳方剂第一都用炙黄芪，第二黄芪用量，如治眼睑下垂、脱肛等多用量在50~120g。

5. 用于消渴。这里介绍几张方剂都是以黄芪为主药者。

《外台秘要》黄芪汤以黄芪配伍茯苓、天花粉、麦冬、生地、五味、甘草。《医学衷中参西录》玉液汤以黄芪配伍山药、生地黄、知母、葛根、天花粉、鸡内金。滋膵饮以生黄芪配伍生地黄、山药、山萸肉、猪胰子。望大家复习此三张方子的功能和主治，特别是从事糖尿病和肾病（包括糖尿病肾病）专业者。我的流派除"怪"以外，还有"肾龟地，气黄芪，类方虫蚁，量更奇"。我临证补气，运用黄芪特别广泛，请大家随诊时，认真观察研究。

6.用于治痹证。因为生黄芪有补阳运阳之功，特别是运阳，所以它是治寒痹之要药。特别在中华人民共和国成立以后，确认了清代王清任为名医，《医林改错》为经典名著后，书中以黄芪为主药的方剂广泛用于临床，效果越来越显著。如补阳还五汤、黄芪桂枝五物汤、黄芪防风汤、黄芪赤风汤、黄芪桃红汤，均重用黄芪至30~120g，这些方剂都是治疗外风夹瘀的疼痛麻木、行动不便之虚痹、顽痹。我的"风湿疼痛三两三"君药就选生黄芪，一般用量都在50g以上。

今天的课就讲到这里。

王惠英（张炳厚老师爱人）：近年我在门诊治疗两例重症心功能不全的男性高龄患者，下肢重度水肿，联用利尿剂水肿消退不佳，我用生黄芪、党参时，用生晒参煎水频服，再配合辨证用药，生黄芪用量递增至120g，配合西药治疗控制心源性水肿，效果颇佳，延长了患者生命。

张龙生（北京中医药大学东直门医院）：诊一偏头痛，他医从瘀、痰、肝阳、风等论治，效不佳。初诊时以滋生青阳汤加减，亦无效，二诊时患者一句"夏天就怕吹空调"提醒了我，予以麻黄附子细辛汤合桂枝加葛根汤，三剂而愈。想起张老师曾说"个别症状往往是辨证的关键"，可谓是至理名言。附子只用了4g，配了干姜，原因：夏季、干姜解附子之毒、附子无干姜不热。

卢思俭（山东省胜利石油管理局胜利医院）：请教张师兄，夏天怕吹空调为什么就是麻黄附子细辛汤证？

张龙生：各位师兄师姐，此为中年女性，体健，偏头痛数年，几乎每周均作，伴颈肩发僵，舌脉无明显寒热象，仅诉夏天怕吹冷风，而且他医从痰从瘀等治疗无效。故从风寒治。

刘建（河北沧州中西医结合医院）：张师治学严谨，知识渊博；黄芪阐释，多有发挥。玉液汤、滋膵饮黄芪之用，老师阐释极是。张锡纯谓："黄芪能大补肺气，以益肾水之上源，使气旺自能生水。消渴之证，多由元气不升，此方乃升元气以止渴者也。"而滋膵饮黄芪之用取其能助脾气上升，散精达肺之意。老师与锡纯有不谋而合之妙！膵脏即胰腺，过去称胰腺为膵脏。这是锡纯制订方名的依据。学生在《张锡纯方剂歌括》一书中，对其有专门论述。书中我编的玉液汤方歌是：玉液汤山药，芪知内金效，花粉五味葛，诸般治糖尿。滋膵饮方歌：滋膵芪生地，山茱萸薯俱，送服生猪胰，消渴治有奇。前方益气滋阴，固肾止渴。后方益气养阴，补脾固肾。此乃二方之异同。一味黄芪，配伍不同，治各有异，也是锡纯制方遣药之妙，值得我辈后学效法。

张炳厚
2015-07-15

诸位学子，张氏医门零金碎玉微信小课堂第 3 讲。

山药：补脾胃，益肺肾。

【应用与鉴别】

1. 用于补脾胃。甘能益气补中，常用于脾胃虚弱之少食、体倦或泄泻等症。如《普济方》中，山药配白术、人参（即党参），治脾虚少食，《医学衷中参西录》薯蓣薏苡汤，治腹泻、小便不利或虚劳痰嗽等症，均重用山药，以补脾胃助消化。

2. 用于益肺肾。本品能补土生金，补益肺肾虚弱，是一般的补养益气药。如六味地黄丸、金肾匮气丸所用之山药。

3. 用于消渴症。如金匮肾气丸，《医学衷中参西录》中的玉液汤、滋脺饮等治消渴方均用山药，效果较为满意。

4. 山药甘平，富有浓液。补而不滞，温而不热。既能补肺气，又能益胃阴，所以六味地黄汤中用山药。为补中气最平和之药。能厚肠胃，补土生金，治虚劳，所以薯蓣丸中用山药。又因其有收敛作用，能固肾阴，封填下窍，而治遗精，所以肾气丸中用山药。我临证治疗肾性蛋白尿，用山药消蛋白，降低 24 小时蛋白定量，对许多病人都有明显效果。

下边讲白术。

白术：健脾燥湿，固表止汗。

【应用与鉴别】

1. 用于补脾益气。本品甘香而温，能健脾胃之运化，对脾胃虚弱导致的少食、腹胀、腹泻等症，有健脾止泻、增进食欲的功效，为补脾的要药。张洁古的枳术丸消痞强胃，是增进食欲的名方。《伤寒论》的理中汤为治脾胃虚寒泄泻的最佳方剂。再如四君、归脾、补中益气诸方中均用白术。

2. 用于燥湿利水，治疗水湿停留的肿满等症。如《伤寒论》的苓桂术甘汤。再如《全生指迷方》这一本书中的白术散，即以白术配大腹皮、生姜皮、茯苓皮、五加皮、地骨皮，治疗面目浮肿、四肢肿满等症，又治踝关节肿，特别是治妊娠期足肿效果卓越。我临证治疗面目浮肿、四肢肿甚者，常用茯苓皮、大腹皮、车前子、桑白皮，主方中含白术，效果不甚满意，后用白术散以观察疗效。白术还可以用于风湿肢体疼痛之症，如《金匮要略》的麻黄加术汤，治脾虚家烦痛。丹溪治疗痹证，祛风必用防风，和血必用川芎，祛湿必用白术。我临床经常习用，效果十分满意。

3. 用于固表止汗，对表虚自汗效果甚佳。如《备急千金要方》以白术作为散剂，治自汗不止之症。《全幼新鉴》以白术伍黄芪、小麦（即浮小麦）治疗脾虚自汗、老幼自汗等症。

4. 白术功能主治十分广泛，概括之为除湿益气、补中补阳、消痰逐水、止渴生津、止泻痢、消足胫湿肿。白术配枳实可消痞满，白术伍黄芩能清热安胎。

5. 白术为何专补脾气？盖脾苦湿，急食苦以燥之，急食甘以缓之。白术味苦而甘，既能燥湿实脾，又能缓脾生津。且其味最温，服之能健食消谷，为脾脏补气第一要药。这是中医以性味阐述病机，理深而妙，中医特色也，应认真体会，深入学习。

6. 白术生用取其健脾而不燥，炒用则燥湿力量增强，炒焦用于脾湿有寒，土炒则健脾止泻，用米泔水制者，可以完全消其燥性，适用于脾虚肝旺之人。

【备考】

《神农本草经别录》对苍、白术皆称术，而无苍白之分。后世本草划为两种，白者称白术，赤者称苍术。冬季采的白术称冬术。生于於潜者为於术，质量最佳。

作业：复习所讲白术几张方剂的功能、主治，望临证试用。

王斌（北京藏医院）：聆听恩师讲课，仿佛回到几十年前奉师随诊之时，身临其境，他抑扬顿挫的语调，即是笔下的红蓝画线，无需强调，言简意赅。在临床治疗男科疾病中，山药每每习用，正如师言：固肾阴、封填下窍，其效尤佳。白术以健脾燥湿、固表止汗为长，在临床治疗泄泻、水肿诸证时，习用老师惯用的土炒白术（40g），亦效如桴鼓。今以山药、白术为由，感恩师慈母教诲，验临诊运用心得，省不才学浅之悟。师言零金碎玉小课堂，实乃张氏医门大学问。

张炳厚

2015-07-22

各位学子，张氏医门零金碎玉微信小课堂第 4 讲。

补药甘草。

甘草：补脾益肺，清热解毒，润肺止咳，调和诸药，通行十二经。

【应用与鉴别】

1.用于补脾益肺。本品性平味甘。炙者气温，补脾肺不足，而益中气。对脾肺虚弱及气血不足等证，均为常用。如四君子汤。《伤寒论》炙甘草汤，治脉结代、心悸动之症，以炙甘草为君药，功用补血补阴益气、宣通心阳。我临证用炙甘草治疗上症，不论气虚为主，还是血虚（阴虚）为主，我均重用炙甘草 30~40g。如果心火旺者，生、炙甘草并用，还必须加白酒一两。原著作记载，用水八升、用酒七升煎煮，百治而无一不验。方中君药是炙甘草，甘温益气、利气血，治心动悸、脉结代。用酒辛热，可以行药势、通经脉。此时方中地黄用量独重，原方是一斤，有书写现在的是一两，实际一斤是 16 两，应当是一两六钱。用酒煎煮，则养血复脉之力越重，所以前人有"地黄得酒良"的说法。在《肘后备急方》《备急千金要方》诸方书里，凡地黄与酒同用的方剂，皆有活血、止血的作用，此点在临床上需要特别注意。关于酒的应用我在讲酒时还要详细讲述。

2. 用于润肺止咳、气喘。本品甘缓润肺，如《太平圣惠方》之凉膈散，以甘草经猪胆汁制后为丸，治疗小孩热咳。其他止嗽方中也常用之，可见甘草祛痰止咳的效果非常好，而且用之广泛。西药甘草片治疗咳嗽化痰效果都很好，它就是以甘草为主要成分。此时我用甘草治疗咳嗽，必重用甘草20~30g，临证观察确有良效。也常与化痰止咳药伍用，其性和平，故不论风寒咳喘，或风热咳嗽，均可配伍应用。

3. 用于清热解毒。对于疮疡脓肿，内服外用均可。有清热解毒之效，对初起不剧之症可以单用，如《伤寒论》治少阴病咽痛、《仁斋直指方》治疗乳痈初起、《外科精义》治疗痈肿发热，皆内服。《备急千金要方》治疗阴头生疮外用。其他清热解毒药用甘草者颇多。

4. 调和诸药。甘草味甘，能缓和药物的烈性，如调胃承气汤用甘草，以缓和泄下之功。又能缓急止痛，如芍药甘草汤，治腹中挛急而痛，用甘草以甘缓之之意。之所以称甘草为阁老，一是因为它的作用非常有效，而且用之甚广；二因它能调和诸药的口味。

5. 蜜炙甘草，补脾肺而偏于痰湿不重者。清水炙甘草，补脾胃而偏于食欲不振者。生甘草偏于清热解毒。甘草梢治淋证之茎中痛。生甘草节引诸药入病所。

6. 甘草色黄味甘，为脾胃之正药。能补中虚，善解百药之毒。取其性缓而去急，同热药用之，缓其热；同寒药用之，缓其寒。能补而不至于骤，泻而不至于速。但中满者忌甘、呕家忌甘、酒家忌甘，凡此诸症均不宜用甘草。但我的理解这几种忌甘是不能多用，少用还是可以的。又甘草与甘遂相反，海载芫遂俱战草，但《金匮》甘遂半夏汤中，甘遂与甘草同用，非但不反，而且用甘草正可以解甘遂之猛烈。

7.《神农本草经》主五脏六腑寒热邪气，坚筋骨、长肌肉、倍气力、解毒。

8.《用药法相》生用泄火热，熟用散风寒、去咽痛、除邪热、缓正气、益阴血、补脾胃、润肺。另有一种苦甘草，性苦而寒凉，功用清肺胃之热，治咽喉红肿作痛，有时确实有特效。

下面讲大枣。

大枣：补中益气，养脾和胃。

【应用与鉴别】

1.用于脾胃虚损，气虚不足，怠倦无力。又能治疗奔豚、水饮，和解百药。我临证治疗淋病、泌尿系感染等多佐大枣。如清肾丸、泌尿地龟汤等。用之目的，一是防止他药苦寒太过；二是调节口感。

2.本品色赤而润，味甘性平，为补脾良药。补而不腻，能增加免疫力及抵抗力。安内攘外，多有殊功。仲景用为君药者，例如十枣汤，治太阳中风，表解里未和，及悬饮、支饮，或因水而咳，或水肿喘急，大小便不通，十枣汤益土而胜水。温服后，得快下后，糜粥自养。又以大枣为佐使者，如桂枝汤，同姜和营卫。更有治妇科脏躁，悲伤欲哭者，用甘麦大枣汤。

3.大枣似人参，而不寒不滞。似白术，而不温不燥。似茯苓，而不渗利。似黄芪，而不升发。纯得中土之正，对中土是有利而无害的药。

【补气药结语】

人身之气，本源于脾胃，同属于肺。补脾胃之气是补气的根本，补益中气即补全身之气。补气药中也以补脾胃之气者最多，其中以人参最佳，其补气力量最强，性又和平，不凉不温，寒热之证皆宜。高丽参补力最强，但性偏温燥，热证及胃阴虚者不宜。党参亦补中气，唯补气力量弱于人参，又有燥性，但价钱便宜。黄芪炙用，炙黄芪补中气，性偏温，生能固胃气以实表，走而不守，与人参之性微寒、守而不走者有别。白术补脾气，而善于止泻。山药、白扁豆平补脾胃之气。甘草、大枣调和中气。饴糖建中气。南沙参宣肺气。北沙参补脾气。

前面我讲南沙参清肺热，北沙参治胃阴，此处是从南沙参和北沙参补气这方面讲的。龙眼肉补益心脾。故补气药虽多，但各有其特点，应加以区别。各药补气之力有强有弱，用于气虚的程度也有轻有重。人参大补元气，补气力量最强，故能治气虚欲脱之症，但用量必须大，人参一般要用15g以上，生晒参需用30~50g方能起效。白扁豆补气平和，适用于大病后初进补药。饴糖补气力量更弱，只用于和胃气。

今天的课就讲到此。

补血药

张炳厚

2015-07-29

各位学子，张氏医门零金碎玉微信小课堂第5讲。

补血药主要用于治疗血虚证候。论血之生理：心主血，肝藏血，脾统血，所以补血药多入心、肝、脾三经。补血药多黏腻，湿滞中满、食少便溏者忌用。脾胃虚弱者应与健脾药同用。补血药中有许多兼有补阴功效，因而也可与补阴药同用。

下面讲当归。

当归：补血和血，调经止痛，润肠通便。

【应用与鉴别】

1.用于补血调经。当归为补血调经要药，用于治疗月经不调、痛经、血虚经闭等证。如《太平惠民和剂局方》四物汤，为补血活血调经止痛的最佳基础方。山西省著名中医妇科专家韩玉辉主要就是以四物汤合加味逍遥散变方通治妇科疾病。

2.用于活血止痛。治疗创伤、产后诸痛及痈肿、血滞疼痛的证候。如《医学衷中参西录》活络效灵丹，伍丹参、乳香、没药，用治血滞腹痛或周身疼痛之症。本方我很少单用，但刘渡舟老师经常在腹痛小方汇中应用，以其治疗辨证不清的腹痛。刘老称其为沙子枪，一打一大片，效果很惊人。

3. 用于治疗血虚腹痛。如《金匮要略》当归生姜羊肉汤，可治寒疝腹中痛及胁痛里急者。

4. 用于治疗痹证。当归辛散温通甘缓，是血中之气药。我的"疼痛三两三"类方就是以当归为主药，取当归"祛风先和血，血行风自灭"的中医理论。方剂：当归1两，川芎1两，金银花1两，甘草3钱，三七3分。此方来自江南铃医。他的方子都是三两三，主要的三个药都是一两，其余是三钱，所以叫三两三。实际方中还有一个三分，比如说疼痛三两三，后边就有三分在其中。虽然三分之药最少但往往是治疗最关键的。所以三分的药都是他自己发给。文献以当归冠名的方剂很多都是治疗痹证的方剂，如当归四逆汤、当归拈痛汤。以当归冠名的其他方剂也很多，如当归六黄汤滋阴清热，固表止汗，伍二地滋阴养血。当归四逆加吴茱萸生姜汤治手足厥寒，脉细欲绝。当归羊肉汤温中补血，祛寒止痛。当归补血汤旺气生血。《千金翼方》的当归建中汤治产后腹痛，小腹拘急，痛引腰背。《备急千金要方》的当归龙荟汤治疗肝胆实火，抽搐、谵语、发黄。

5. 对于血虚肠燥便秘，可用当归以润燥滑肠。还用于血虚便秘，如通幽汤治疗血虚便秘，我自己编的汤头歌：通幽便秘浊气逆，桃花甘草麻当二地。

6. 当归是血病常用之要药，是血中之气药，血虚兼寒用之最宜。当归各部分有不同的功用：全当归是统其整体而言，既能活血，又能补血，彻上彻下，可攻可补。当归身（当归中间部分）补血力量最大，用于血虚而无瘀者。当归尾（当归下部）长于祛瘀，多用于血不虚而有凝结者。当归须（当归旁生的须）善于通经活络，补血力小。油当归脂液丰富，善能润肠。便溏时用土炒当归去其助湿之弊，增其补血之功。欲上行时宜用酒炒当归，取其升浮直达病所。用量：我用当归的诸方均用 15g 以上，治疗痹证非便溏者，经常用 30g 以上。

下面讲白芍。

白芍：养血敛阴，柔肝定痛，平抑肝阳。

【应用与鉴别】

1.用于养血敛阴。适用于月经不调、崩漏、带下等症。如《太平惠民和剂局方》的四物汤，方中熟地黄滋补阴血，当归养血和血，芍药和营理血，川芎行气活血。从药物配伍关系而言，芍药是血中之血药，川芎、当归是血中之气药。两相配伍可以补而不滞，营血调和。因此对血虚之证可以补血，血滞之证也可以加减用之。特别对于月经不调，经行腹痛尤其适用。这也是我选药入冠心六号方之依据。关于芍药微寒，除川芎、当归辛温散走之外，还用党参、黄芪之温而反佐之，以制白芍之弊。白芍能养血敛阴，故还能治崩漏。

2.用于柔肝定痛。白芍养血柔肝，缓急止痛，故可以治疗肝气不和的胸腹胁痛及手足挛急疼痛等症。如芍药甘草汤、东垣芍药甘草黄芩汤治疗痢疾腹痛。张洁古的芍药汤治痢下赤白、便脓血、里急后重等症。本品与桂枝同用，调和营卫，治疗表虚自汗。

3.用于平抑肝阳。白芍生用可敛阴，平抑肝阳，可治疗肝阳上亢的头痛、眩晕等症。如张锡纯的镇肝息风汤，其平肝阳多用生白芍且重用一两，故有人称他为寒凉派。

4.芍药有赤、白两种：益阴养血、滋润肝脾宜用白芍，因其偏于轻补，能止血虚之痛；活血行滞、宣化疮疡之毒宜用赤芍，因其偏于行瘀，能祛血结之痛。

【用量】

养血敛阴我常用炒芍药10~15g；缓急止痛用炒芍药15~30g；平肝潜阳用生芍药15~30g；行瘀散结用赤芍15~30g；用补阳还五汤时，其中芍药都用30g以上。

今天课就讲到这里。

刘建：老师当归、芍药之解，发皇古义，旁及诸家，而于锡纯之学多有发挥。活络效灵丹当归之用，老师阐释详尽，活络效灵丹，诸痛效如仙，丹参归乳没，加味治多般。而老师芍药之释，更能启人心智，韩玉辉韩老四物汤、加味逍遥散化裁治疗妇科病，恰恰说明妇人以血为用和十妇九肝气的道理。而芍药两擅其功，用之甚当。张锡纯镇肝息风汤中芍药之用，取其柔肝滋阴之意。学生拜师张老。实属有幸，学有所得。老师平易近人，学富五车，我最大的收获是学习了老师的川芎茶调散类方治疗头痛、疼痛三两三治疗疼痛诸疾，我曾多次在老师诊余请教，老师一一讲解，令学生甚为感动！而老师临证遣方，从不开无汤头之方，均辨证施治，依法遣方。令我辈后学钦佩！今又开本草讲授，同门弟子有幸。

周纡（北京天坛医院）：关于芍药，想问几个问题，请教老师与诸位师兄师姐：一，芍药《本经》中说"利小便"，仲景当归芍药散中也应该有这个意思，但有这个作用的到底是赤芍还是白芍呢？或者是哪个效果更明显？二，曾听说有人认为白芍用量大能通便，可以用到30~60g，不知道大家有没有这方面经验？是治哪种类型便秘呢？与什么配伍呢？《金匮要略》枳实芍药散是不是有这个意思呢？但用量较小。

卢思俭：我的经验是用白芍通便15g就起作用，30g就比较明显了，如麻子仁丸。

张炳厚
2015-08-05

各位学子，张氏医门零金碎玉微信小课堂第 6 讲。

阿胶：滋阴润燥，养血止血安胎。

【应用与鉴别】

1. 用于滋阴润燥。主治阴虚失眠，心中烦不得卧，如《伤寒论》黄连阿胶汤。方剂组成：黄连、黄芩、阿胶、白芍、鸡子黄。本人用自拟方剂黄连阿胶鸡子黄治疗因肾阴虚不能上承于心与心阴共同抑制心火，即心肾不交的失眠。方剂组成：是由《温病条辨》加减复脉汤加黄连组成。方中以阿胶、生地黄、麦冬、麻仁、白芍滋阴补血以养心阴，配黄连清心泻火以除烦。我现在治疗以肾阴虚为主引起的心肾不交的失眠用黄连阿胶鸡子黄汤配上我自拟的二仁安寐丸，即炒酸枣仁、柏子仁、珍珠母、紫贝齿，名曰心肾不交安寐丸类方，临床观察效果倍增。《温病条辨》大、小定风珠，以阿胶配伍鸡子黄、生龟甲、童便、淡菜等治疗邪热将尽，真阴欲竭，内风欲动，脉细欲绝的阴虚所造成的内风证，效果甚佳。本药润肺，治疗阴虚咳嗽及秋燥咳嗽，有滋阴润肺之效，对于阴虚内燥之干咳或少痰、咽痛等症，本为沙参麦冬汤主之，而我临床往往用清燥救肺汤，方中有阿胶就是其主要原因。

2. 用于养血止血。主治血虚萎黄，头晕心悸等症。阿

23

胶补血作用极佳，对于虚劳、咯血、吐血、便血、尿血、崩漏等症都有疗效。阿胶善于止血，对一切失血之证均可应用，尤其是对咯血、便血、崩漏效果更佳。《千金翼方》以本品伍蒲黄、生地黄治疗吐血、衄血。《本草衍义》以本品配好墨同用治大、小便下血，效果甚佳。我治疗肾病出血，经常用阿胶配伍京墨（香墨）同煎，取得很好效果。阿胶合甘草善于止血。如清热剂白头翁汤、白头翁加甘草阿胶汤治疗血痢。黄土汤治疗便血都是阿胶配以甘草同用之例。阿胶能补血安胎，如《金匮要略》胶艾汤。

3. 熟地黄、阿胶都能补血滋阴，但阿胶补血之功强，且能润肺止咳。它的黏腻之性超过熟地黄。熟地黄则以补肾滋阴见长，凡内有瘀滞、脾胃虚弱、消化不良以及有表证者均不宜应用阿胶。

4. 阿胶气味俱阴，既能入肝养血，又能入肾滋阴，为血分润燥、养肺除热要药。不似何首乌功专入肝，补血祛风，乌须黑发，而于肺经润燥止咳则不及。鹿角胶性专温督、冲二脉，以益其血，而于肺经清热止咳则未有。龟甲力补至阴，退热除蒸，对阴中之阳未克有补。

下面讲丹参。

丹参：调经，活血祛瘀，清血热，除烦满。

【应用与鉴别】

1. 用于月经困难、经闭、癥瘕、产后恶露不尽，瘀滞作痛等症。丹参入心、心包二经血分，苦降行血，微寒能除血热，所以有活血祛瘀止痛之效。凡血热有瘀滞者（血遇寒则凝，遇热则结，瘀滞是因血热造成的）用之。如

《妇人明理论》丹参散，即一味丹参研末，陈酒送下，治月经不调、产后恶露不下。《医宗金鉴》丹参饮调气化瘀，用于气滞血瘀互结于中，胃脘疼痛，丹参化瘀，檀香调气，砂仁畅胃扬中，以调气化瘀之功达到止痛的目的。

2.用于热病伤营，心烦不寐。本品能通心窍，除血中之热，故有除烦安眠之功。如《摄生秘剖》丹参清热养血安神。我临床治疗失眠凡因血热导致的乱梦纷纭，每每用之。清营汤用本品在方剂中起到清热安神作用，是方剂中的主药。

3.用于痈肿疮疡，本品行瘀除血热，所以也有消肿止痛的作用。如《医学衷中参西录》消乳汤，方剂组成：丹参、乳香、没药、连翘、金银花、穿山甲、知母、瓜蒌。用于乳肿痛，或乳痈初起，红肿热痛。我分析本方组成是由神效瓜蒌散演变而来，所以我临床少用，但我用神效瓜蒌散时，往往加入穿山甲、金银花、连翘，就取此方之妙。

4.《神农本草经》云：主心腹邪气，肠鸣幽幽如走水，寒热积聚，破癥除瘕，止烦满，益气。其中肠鸣幽幽如走水乃临床坏症，临床凡遇此症，希望大家予以验证。本品虽有参名，但补血之力不足，治瘀之力有余，所以有不少本草书把丹参归入活血祛瘀药中。它与当归正相反，当归补血之功大于祛瘀。另外，四物汤中芍药、地黄为血中之血药，与丹参的功能差距更大，所以有人常说"一味丹参，功同四物"乃为不实之谈，值得初步杏林者加以注意。

【补血药结语】

补血药主要用于血虚患者，有补血活血及养血滋阴两个含义。补血活血有当归、丹参、鸡血藤。当归为血家之要药，也是血中之气药，补血之力大于活血，且性温，宜于血分偏寒者；丹参则祛瘀胜于补血，性寒宜于血分偏热者；鸡血藤能活血通络，直达经络，补经络之中之血不足；阿胶养血滋阴且能润肺止血；白芍则养血敛阴，性偏寒，而适用于血虚有热者。

今天的课就讲到这里。

养阴药

张炳厚
2015-08-12

各位学子，张氏医门零金碎玉微信小课堂第 7 讲。

今天讲养阴药，养阴药有养阴补液润燥的功效。适用于肾阴虚潮热盗汗，肺阴虚干咳咯血，虚热烦渴，胃阴虚舌红引饮，甚则呕哕等。补阴药各有专长，临证应鉴别应用。

地黄：鲜地黄清热凉血，生地黄滋阴清血，熟地黄补肾阴生精血。

【应用与鉴别】

1. 生地黄滋阴凉血，适用于热病发斑疹、身热舌绛或热病伤阴，低热不退，舌红口干唇燥以及血热妄行等症。如《备急千金要方》犀角地黄汤凉血止血，又能清热解毒。对于诸般疹疮，带状疱疹遗留神经痛等病证临床治疗非常棘手，我常临床常用五皮五藤饮合犀角地黄汤再加小白花蛇，效果甚佳，治愈无数。我以玳瑁粉代替犀角，此处代用绝非没有依据，20 世纪 50 年代末 60 年代初，当时许多药都缺货，需要代替，当时名老中医共识玳瑁粉可以代替

27

犀角，白薇可以代替丹皮，胡黄连可以代替黄连等。

2.熟地黄补肾阴、生精血，适用于血虚萎黄、眩晕、心悸、失眠及月经不调、崩漏等症。以熟地黄为君药的四物汤用于因血虚而导致的月经不调以及其他血虚证候为广大中医同仁所共识。因为四物汤有益血调经的作用，所以应用非常广泛。以前我讲过山西省妇科名老中医韩玉辉就是用四物汤合加味逍遥散治疗众多妇科病。《中医大辞典》载有四物汤加减治疗妇科病几十种，以后我在写方剂类方时一定会引用。熟地黄还用于肝肾不足所致的眩晕及肾阴不足、骨蒸潮热、盗汗、遗精、消渴症等。六味地黄丸、大补阴丸也均是以熟地为君药。前人说熟地黄补肾最纯，龟甲补肾最真。我创制的龟地汤类方广泛用于治肾八法，治疗慢性肾炎、肾功能不全等，不但症状有明显好转，相关指标也有明显改善。

3.地黄在临证应用上根据加工情况不同，有以下三种：新鲜的叫鲜生地，古称生地黄，现市上所用大多为如手指粗细的未长大者；长大而晒干的叫生地，古称干地黄，这也是干地黄与生地黄的区别。生地黄经过加工，多次蒸晒后叫熟地黄，简称熟地。鲜地黄味甘液多色白，质虽重而气清，专长清火凉血，凡邪热内干营分、胃阴告竭者，颇属相宜，因其所含的水分多，凉血生津功能胜过生地黄。生地黄养阴清血功能胜过鲜地黄，并且不寒不腻，为阴虚血亏平补之品。地黄生的寒而凉，血热需用；熟地黄温而补，专用于滋养，能补血滋阴。熟地黄与山萸肉、肉苁蓉、枸杞子、菟丝子等都属于平补之品，不论肾阴虚或肾阳虚均可配用。熟地黄还能填骨髓、长肌肉、生精血、补五脏内伤不足、通血脉、利耳目、黑头发。熟地黄独入肾家，为培补下元之要药，所以我认为治肾方剂凡有熟地黄者大多以熟地黄为君药。这里再重复讲一点，所谓的生地黄，古称生地黄，实际是鲜生地，就是现在卖的生地。长大了以后晒干的，叫作生地，没有黄，就是干地黄。

4. 前人有"地黄得酒良"的说法。《肘后备急方》《备急千金要方》诸方中凡地黄与酒同用的方剂都具有活血止血作用。我在临证时二者经常同用，中国中医科学院西苑医院心血管科徐浩在听完我讲炙甘草汤时谈到地黄与酒同用，他说根据西医理论，加酒煎地黄叫醇提法，能提取出许多不加酒就煎不出来的有效成分。

何首乌：补肝肾，敛精气。

【应用与鉴别】

1. 本品善补肝肾，益精血，适用于精血不足的头晕眼花、须发早白、腰膝酸软等症。

2. 本品有润肠通便的功用，适用于年老体弱之人的肠燥便秘。

3. 本品能清热解毒，可以用于瘰疬、疮痈、皮肤瘙痒。

4. 本品相传有赤、白两种。赤者为雄，白者为雌。其藤蔓延长，极多而远，含至阴之气。具有凝固能力，长于补养真阴，调节阴阳。似地黄之浓厚而不滞腻，似芍药之滋阴而不破泄。其生长年代越久者功效越大。

5. 本品的藤茎叫夜交藤，能祛风湿，舒经络，疗失眠，除痹痛。

6.本品益气血，乌须发。《本草纲目》中邵应节方载七宝美髯丹，以赤、白何首乌为君药，配伍赤茯苓、白茯苓、牛膝、当归、枸杞子、菟丝子、补骨脂为末、炼蜜为丸，温酒或米汤、淡盐汤送下。我对本方久闻之而未用过，不知它是养须发还是治须发。我不愿用中成药，嫌其效慢力微，改汤剂药房又没有赤、白何首乌之分，所以遗憾至今未试用。

今天课程讲到此。

张炳厚

2015-08-19

各位学子，张氏医门零金碎玉微信小课堂第 8 讲。

枸杞：滋补肝肾，益精明目。

【应用与鉴别】

1.枸杞子滋补肝肾之阴，为平肝补肾之药。适用于虚劳、遗精、腰膝腿软等症。如《证治准绳》枸杞子配黄精治虚劳精亏。因为它有补虚益精的作用，所以也能治消渴及牙宣出血。

2.益精明目，用于肝肾阴虚之头晕目疾，如目干涩、视物模糊。我临证常重用枸杞子 30~40g 加入相应的方剂中，治疗目干涩，视物模糊，效果非常明显，但多配菊花。枸杞子配菊花，虽用的方剂不是杞菊地黄丸，但也取其意。

3.枸杞，子名枸杞子，根名地骨皮。子则苦少甘多，根之味苦较厚，性寒较重。二者功用有别，枸杞子为滋补肾阴药，地骨皮为退骨蒸热药。地骨皮因皮走皮，均能利水。我学习古籍前贤医案用茯苓皮、大腹皮、桑白皮、香加皮、地骨皮，五皮合用，治疗四肢水肿明显者，我临证多次验证确有实效。再加之地骨皮性寒，我常用五皮五藤饮（其中五皮为丹皮、白鲜皮、海桐皮、桑白皮、地骨皮）治疗湿热疹疮，可谓神效，方中五皮就有地骨皮。

4.《本草纲目》云本品"滋肾补肺"，又云"甘平而润，性滋而补，不能退热，止能补肾润肺，生精益气，此乃平补之药，所谓精不足者，补之以味也"。我体会到本品虽不直接退热，但可通过滋阴润肺间接退热。

牛膝：熟用补肝肾，强腰膝；生用破血通经，消癥下胎，通利关节，引血下行。

【应用与鉴别】

1.用于强腰膝、壮筋骨，与补肝肾药同用。如《丹溪心法》虎潜丸，一治疗肝肾阴虚，精血亏损所致筋骨痿软无力等症；二治痹证，表现为关节疼痛，腰酸腿软，筋骨痿弱，腿足消瘦无力者，以及西医之风湿性关节炎、痛风等病见上症状者；三治小儿麻痹后遗症，表现为下肢无力，痿弱废用，或高热以后逐渐出现下肢痿弱不举者。在此三治中，怀牛膝均起到补肝肾强筋壮骨、祛风除湿作用。前两治我临证常用，收到了想不到的效果，所以在此加以介绍，方剂由丹溪大补阴丸变化而成，方剂组成就不介绍了，请大家查阅。

2.本品性导下行，用于瘀血阻络。牛膝活血祛瘀力量甚强，性善下行，有活血化瘀疏利降泄的特点，长于活血通经，多用于痛经、经闭等妇科经产诸疾及跌打损伤等症。如《拔萃方》万病丸，即以本品伍干漆为末，生地黄和之为丸，治妇人淋闭、月信不来及癥结等证；《证治准绳》牛膝汤，牛膝同当归、黄芩研末服，治茎中痛，小便不通，妇女血结，腹中坚痛等。曾在临证中遇一患者，症见阴部红肿热，起疹，尿频、急、热痛等，经过我治疗，上症均已速愈，唯阴蒂疼痛难忍，行房时疼痛尤甚，我在辨证之下选多方治疗，痛减甚微，可谓无效。今备课至此，欲对此患者一试，望冀有效。因牛膝活血而通利关节，所以能治腰膝关节痛，如《医学正传》之三妙丸，即以本品加入二妙散（苍术、黄柏）治湿热关节痹痛。

3. 牛膝能引火下行，以降上炎之火或止上焦出血，如《新方八阵》玉女煎，伍石膏、知母、麦冬、熟地黄，治阴虚火亢的牙龈肿痛及吐血、牙痛口疮、衄血（入止血药中宜炒炭用），此为导火下行。再如《医林改错》血府逐瘀汤（血府逐瘀生地桃，红花甘草芎赤芍，枳桔柴胡牛膝等，血化下行不作劳），此处用牛膝导血下行。

4. 牛膝性善下行，既能利水通淋，又能活血祛瘀，所以能治血淋、热淋、砂淋等，此处牛膝导火下行。《景岳全书》济川煎治虚人便秘（苁壳归泽别升膝），功能温润通便，主治阳虚肾亏或病后虚损之便秘，牛膝虽说导药下行，亦即导液下行。综上所述，牛膝引药下行、引血下行、引热下行。

5. 本品以怀庆和川中产者最良，因土地之各有异宜，故功用亦有差别。怀牛膝根细而长，川牛膝根粗而大。若补肝肾治膝痛则怀牛膝胜，欲祛风湿治痹痛川牛膝胜。至于鲜牛膝、土牛膝专长于下行降实火，治咽喉口舌诸疮燉痛及胃火牙龈肿痛，都可选用，效果甚佳。

今天的课就讲到这里。

张炳厚

2015-08-26

各位学子，张氏医门零金碎玉微信小课堂第 9 讲。

菟丝子：补肝肾，益精髓。

【应用与鉴别】

1. 用于肾虚腰痛，遗精阳痿，宫冷不孕。本品平补阴阳，能补阳，益肾精，固精缩尿，为补肝肾之要药。五子衍宗丸是我临证用之最称心得手的方剂之一，我创有五子衍宗丸类方，如兴阳固涩衍宗丸（药物组成：五子衍宗丸加淫羊藿、巴戟天、生晒参、北沙参、当归、黑蚂蚁）治疗阴茎举而不坚，持续时间短（我称轻度阳痿），治疗早泄（指行房射精不能持续五分钟以上者），对此类病人，临床观察效果很好。病甚者，加海狗肾 1 具，小海马两条，入 7~10 剂药中同煎。有早泄者不加海狗肾和小海马，只加蛤蚧 1 对。临床观察，有效者占 80%，显效者占 20%，效果基本满意。另外，《太平惠民和剂局方》有菟丝子丸（菟丝子、茯苓、石莲子、五味子、山药），上药共为末，酒煮，山药糊为丸，也可以作汤剂，能治遗精白浊及消渴。

2. 用于肝肾阴虚，目暗不明。因为本品能滋补肝肾，益精血而明目，所以能治许多因肝肾阴虚所致的眼病，如驻景丸（菟丝子、地黄、茺蔚、枸杞子、五味子、车前子），此方能滋阴明目，除能治肝肾阴虚所致的眼科病症外，尤其对眼出血效果更佳。

3.用于脾肾阳虚，便溏泄泻。因本品有补肾健脾而止泻的功能，须与补脾药配伍应用。如《沈氏尊生书》菟丝子丸（菟丝子、山药、茯苓、枸杞子、莲子）能培补肾气，兼能健脾。

4.用于胎动不安。本品补肾气而安胎，适宜于肾虚胎元不固，胎动不安，滑胎。我临证常用五子衍宗丸保胎、安胎。适于两种孕妇，一是对大龄孕妇（即便用其他方剂保胎也必加菟丝子 30g 以上）；二是对患有肾炎和肾功能不全的年轻孕妇，此类病人，众多医师都不主张怀孕，即便怀孕亦主张早流产，以防重损肾功能。而我却鼓励其怀孕，但必须坚持服用我处方之治肾病方药，同时兼保胎。迄今母子健康且肾病无明显加重者已有 11 人。我为何敢大胆主张如此，因中医理论认为肾主胞胎，我治肾病的同时，亦补肾保胎。我保胎有一特效方剂：荷叶煮鸡蛋，用鲜荷叶一张煮两个鸡蛋，一天吃完，汤代茶饮。

5.菟丝子是一种性柔润多液的药物，液多且浓而不黏腻，与补骨脂类似，其液均多而浓。但菟丝子之液浓而似精，且气味甘平，凡肝肾阴虚者皆宜，为平补滋润之良药；而补骨脂之液浓而似脂，且气味辛温，偏于肾阳虚者相宜。菟丝子多脂，其味微辛，则阴中有阳，守而能走，与其他滋阴诸药之偏于腻滞者绝不相同。

综观上述，正如《药品化义》所云：用于入肾，善补而不峻，益阴而固阳……能助脾，久泻，饮食不化，四肢困倦；脾气渐旺，则卫气自充，肌肉得养矣。

龟甲：为乌龟的背甲和腹甲。补肾阴，敛虚火。

【应用与鉴别】

1. 用于阴虚阳亢，阴虚内热，虚风内动。龟甲咸能益肾阴，质重能潜浮阳。故能治因肾虚不足导致的骨蒸潮热，或阴虚阳亢，以及温病大热后津液不足，变为风象诸证。如丹溪大补阴丸。本方为滋阴降火的常用方剂，以骨蒸潮热，膝腿酸软，舌红少苔，尺脉数而无力为辨证要点。临床见症：阴虚火旺引起的头晕、耳鸣、耳聋、五心烦热、少寐多梦、口咽干燥、骨蒸潮热、遗精盗汗、咳血吐血、衄血。这些都以阴虚火热和腰膝酸软为主要辨证要点。我常用此方治疗西医之甲亢、肾结核、糖尿病等属肾阴虚、虚火旺者，都可获良效。丹溪云："阴常不足，阳常有余，宜常养其阴，阴与阳齐，则水能制火，斯无病矣。"这是制定此方的理论依据，也是治肾八法中清治法的代表方剂，是壮水与制火并重的方剂，对阴虚火旺之证最为适合。这是我治肾病第一方，所以要多讲一些。我以熟地黄为君，龟甲为臣，制定地龟汤类方。此不同于大补阴丸，后者以黄柏为君。方剂中君药用量都必须大，因其治疗主病主症。我用地龟汤类方治疗多种中西医肾病，效果很好，特别是治疗肾炎、肾功能不全。熟地黄补肾最纯，龟甲补肾最真，二者同用，熟地黄滋阴，龟甲潜阳，效果倍增，相得益彰。《温病条辨》有三甲复脉汤，以之合二甲复脉汤（牡蛎、龟甲、干地黄、甘草、麦冬、白芍、阿胶、麻仁）治疗热病心弱、津竭者；若现瘛疭，阴虚欲脱等症，增入五味子、鸡子黄，名大定风珠，有息风镇痉、补阴救脱之效。

这里我顺便讲一讲内风生成的病机有四:一阴虚生风,二血虚生风,三热极生风,四肝阳化风,即肝阳化热,热极生风。可见肝阳、肝风、肝火有着严格的区分。

2.用于肾虚骨痿,囟门不合,产妇交骨不开。肾主骨,本品能益肾阴,故能治疗肾阳不足导致的腰腿痿弱,筋骨不健及小儿囟门不合等证。如朱丹溪虎潜丸(即大补阴丸加牛膝、芍药、锁阳、虎骨、当归、陈皮)治疗肾虚骨痿之证。我临证经验:凡肾阴虚、虚火旺,或火旺不明显的肾阴虚所引起的腿膝踝足软弱无力,或肌肉萎缩(肾阳虚除外),用之均效。我常用虎潜丸加适当祛风湿药治疗肾虚阴虚的风湿性关节炎(风湿热痹)及痛风均取得很好效果(虎骨需用代用品)。

3.龟甲益肾阴通任脉,性平偏凉,可治疗因血热而导致的崩漏带下(白黏带或黄带),如《妇人大全良方》的固经丸,就是以龟甲配伍黄柏、黄芩、椿根白皮、芍药、香附以清湿热,理气血。

4.鹿鼻常反向尾,能通督脉,取其角补火以养阳;龟首常藏向腹,能通任脉,取其甲以补心、补血、补肾水,皆以养阴。

5.玳瑁亦龟类,其甲片薄,质坚透明,作云影状,长于平肝镇惊,偏于潜降;龟甲之甲片厚坚不透明,作暗黑色,长于补阴潜阳,偏于收敛。

6.龟甲熬胶成龟甲胶,味甘性平,功效持久,能大补肾阴,更胜龟甲。

今天的课就讲到此。

张炳厚

2015-09-09

各位学子，张氏医门零金碎玉微信小课堂第10讲。

鳖甲：滋阴潜阳，散结消痞。滋阴潜阳宜用生的，软坚消痞宜用醋制的。

【应用与鉴别】

1.滋阴潜阳。鳖甲性味咸平，善于滋阴清热而潜阳。适用于阴虚发热、骨蒸潮热盗汗。如《顾氏医镜》保阴煎（鳖甲、龟甲、生地黄、熟地黄、天冬、麦冬、山药、玉竹、茯苓、龙眼肉）及《证治准绳》清骨散（鳖甲、知母、青蒿、地骨皮、秦艽、银柴胡）等。我临床少用清骨散，多用秦艽鳖甲汤，其功能与清骨散类似。上举方剂皆取鳖甲滋阴清热。我临床凡温热病发烧均用《温病条辨》三石汤加味（生石膏、寒水石、滑石、竹茹、通草、金汁、杏仁，去金汁加知母、生鳖甲、白人参）。如2003~2004年用此方治疗非典发烧，效果被广大患者和同仁所肯定。2004年北京确诊非典7例，皆收住地坛医院。当时吴仪副总理要求要应用中医个体辨证论治。我选一名高热最重病人，是名大学生，开始他不相信中医中药，我反复做其工作，并举2003年此方治效之例，最后他接受。三石汤服法：初起每服100mL，一天4次，见效后，每2小时服100mL，一天服600mL。经治2天热退，诸症明显减轻。后来地坛医院对此病例曾有报道。我治疗高热，均加鳖甲、白人参。用鳖甲的目的有三：一鳖甲滋阴清热；二高热必伤阴，用鳖甲滋阴补其所伤；三扶正固本培元，增加患者免疫力。加人参针对少火生气、壮火食气的理论。用人参的目的和加鳖甲一样，只不过人参补气，鳖甲补阴。因为本品滋阴清热，故能潜阳息风。如大定风珠和二甲复脉汤，都是用鳖甲滋阴液，息风潜阳。我用上述三石汤加减治疗发热上百例，包括手术后发烧，在我记忆中很少无效者。除中气不足、清气下陷、阴火上升者，我用甘温除热法，方选东垣清暑益气汤外，均用三石汤加减，治疗非常广泛。我有一名学生在天坛医院，用三石汤治术后发热，还获得了科研成果。

2. 散结消瘀。鳖甲色青入肝。味咸能软坚散结。治疗胸胁积聚作痛或久疟等症。如《证治准绳》鳖甲丸，治胸胁积聚作痛，积久不散，胸胁疼痛，体倦等症（鳖甲伍附子、吴茱萸、三棱、干漆、木香、大黄为丸）。还有《沈氏尊生书》鳖甲丸（鳖甲配伍附子、三棱、莪术、香附、青皮、桃仁、红花、麦芽、神曲、海蛤粉等药。）治骨蒸。两方都是取鳖甲软坚散结之功。

3. 鳖甲与龟甲相类，功用大致相同。但龟甲入肾以滋阴，鳖甲入肝以除热，对肝阴虚有虚热者，二者多同用之。唯龟甲滋阴力最强，而鳖甲还有攻坚散结之特长。

4. 柴胡用鳖血炒则疏肝，不致升提肝阳，更有滋阴力强之长。

山茱萸：补肝肾，敛精汗。

【应用与鉴别】

1.补肝肾。治疗肝肾不足，腰膝痿软，阳痿耳鸣，男子遗精，女子经多等症。本品微温，补益肝肾，酸涩收敛，能秘精气，故能治上述病证。如地黄丸诸方或类方。再如吴旻《扶寿方》之草还丹。就是以山茱萸为主，配补骨脂、当归、麝香同用，治疗肝肾亏虚、腰酸眩晕、阳痿精滑、小便频数等。傅青主之加减四物汤，以山茱萸伍当归、熟地黄、白芍同用，治女子月经过多或漏下不止。

2.治大汗欲脱。吴茱萸有敛汗固脱之功，与人参、附子、龙骨、牡蛎同用，能治大汗亡阳虚脱之证。

3.山茱萸补肝肾之力量不及收敛之功显著，所以许多本草书将其归属于收敛类药。因为其味酸涩，酸主收敛，涩能固塞，为防脱之要药。当虚体汗多时，不论阳虚自汗和阴虚盗汗，重用此药一味，约一至二两，煎汤顿服，若连汤服效果更佳。听病人所述，我亦亲尝汤渣同服，确实酸涩难咽。我临证常以40g以上入煎剂，也有效果，但远不如汤渣同服效果更优。

4.《医学衷中参西录》曰：山茱萸味酸性温，大能收敛元气，振作精神，固涩滑脱，因得木气最厚，收涩之中兼有条畅之性，故又能通九窍，流通血脉，治阴虚自汗，肝虚肋疼腰疼，肝虚内风萌动。

今天的课就讲到此。

张炳厚

2015-09-16

各位学子，张氏医门零金碎玉微信小课堂第 11 讲。

天冬：滋肾润肺，清火化痰，止上消渴。

【应用与鉴别】

1. 本品为治肺肾虚热之品。能清肺金，壮肾水而化痰热。用于阴虚内热，津枯口渴，肺热燥咳，痰稠或咯血、气逆等症。常与其他滋养药或清热药伍用，如《张氏医通》二冬膏（即天冬、麦冬配伍）治疗干咳气逆由于肺燥者。再如《活法机要》三才丸（三才即天地人：天冬、熟地黄、人参）有养阴润燥之功，用于阴虚津乏、口渴消渴等症。

2. 天冬与麦冬既能滋肺阴，清肺热，润肺燥，又能兼养胃阴，清胃热，生津止渴，主治燥热伤津的肠燥便秘，还能增液润肠以通便。二药性能功用相同，相须为用。然天冬苦寒之性较甚，清火与润燥之力强于麦冬，且入肾滋阴，适用于肾阴不足，虚火亢盛之证。麦冬微寒，清火与滋润之力虽稍逊，但滋腻之性亦较小，且能清心除烦，宁心安神，故可用于心阴不足，心火旺盛等证。

3. 本品肥厚多脂，气薄味厚，甘寒清热燥，益液养阴，色白入肺。肺虚久咳，叶焦劳瘵者，得此柔润液多之品，使叶枯转润，是为正法。唯咳嗽暴起，或肺有邪火而阴未亏、液未伤时早用本品，反而恋邪。

4.我临证常用《证治准绳》天门冬丸（天冬、百合、前胡、川贝母、半夏、桔梗、桑白皮、防己、紫菀、赤茯苓、干地黄、杏仁），改丸为汤，治疗肺中壅热，咳嗽痰唾黏稠，效果很好。特别是痰唾黏稠，有人反映嗓子有黏痰，像粘在那儿似的怎么都出不来，这种情况用天冬效果好。我治疗干咳、久咳时，不论选用什么方剂，只要有咽干气上呛者，或继而引起阵咳，必加一味天冬且重用。因天冬滋阴清肺热力量强，润肺燥力量大故也。我临床上凡是遇到痰黏不能出者，必用一味天冬。有些人一谈到天冬就说此药太滋腻了，那说明对药效的掌握还要加深研究，有滋腻之性也有其治病的道理，可以反佐之。

麦冬：润肺清心，养胃生津。

【应用与鉴别】

1.补肺阴清热。本品擅养肺阴，清肺热，适用于阴虚肺燥有热之咽干、鼻燥、干咳、少痰、咳血、咽痛、暗哑等症。如润燥剂之清宣润燥代表方剂清燥救肺汤中用麦冬润肺滋液，肺得当清，则治节之权得以复健。《温病条辨》沙参麦门冬汤用麦冬清养肺胃，病得缓解。《重楼玉钥》养阴清肺汤、《医方集解》百合固金汤中均用麦冬养阴清肺，使阴液充足，虚火自靖，痰化热退，咳嗽自已。

2.本品亦可归心经，能养心阴、清心热，并有除烦安神的作用。可用于心阴虚有热的心烦心悸、健忘怔忡、失眠多梦等症，如《摄生秘剖》天王补心丹用麦冬、天冬增补阴液以清心安神。我自制的二仁安寐丸类方其中有一个叫交通心肾安寐丸。我用黄连阿胶鸡子黄汤，还有大定风珠，里边就有麦冬，取其养心阴，除心热，安心神的作用。

3. 本品味甘柔润，性偏苦寒，长于滋养胃阴，生津止渴；兼清胃热，广泛用于胃阴虚有热之口干舌燥、胃脘疼痛、饥而不欲食、呕逆、大便干结等症。如《金匮要略》麦门冬汤重用麦冬，生津润燥，主治肺胃阴伤，气火上炎，咳吐涎沫，咽燥口渴，舌光红无苔，脉虚数者。再如《温病条辨》增液汤，其中有麦冬滋阴润燥，治疗阳明温病，津液不足，大便秘结等症。

4. 麦冬与天冬相类，麦冬不及天冬肥大而滋膏多，因而滋补力以天冬为佳（有的医者说天冬黏腻太过，因此不敢用或较少用，是对其性味功能未能深入理解），但麦冬补阴而不黏腻又能养胃阴，是天冬所不及。

5. 本品清养肺胃之阴，多去心用，叫去心麦冬；专清心火而滋阴者，连心用，叫连心麦冬。

今天的课就讲到这。

张炳厚

2015-09-23

各位学子，张氏医门零金碎玉微信小课堂第12讲。

西洋参：生津液，清肺火，养肺胃阴。

【应用与鉴别】

1. 补肺降火。本品甘凉，滋阴生津，还能泻热降火，对肺阴不足、虚热、喘咳、咯血或热病伤阴、燥咳等症均可应用。如叶氏人参固本丸（西洋参、天冬、麦冬、熟地黄）治疗肺痨虚热，包括肺结核的虚热、咳嗽、吐血。《卫生宝鉴》有参蛤散（人参、蛤蚧、杏仁、甘草、茯苓、贝母、知母、桑白皮）治肺痿失音，咳唾脓血。以上两方都是以人参为君药，均可以西洋参代之。

2. 养胃生津。用于阴虚或热病后期肺胃津枯、烦渴少气等症。如《伤寒论》竹叶石膏汤（竹叶、石膏、半夏、人参、麦冬、甘草、粳米，粳米常以山药代之）清热生津，益气和胃。治身热多汗、虚羸少气、心胸烦闷、咽干呛咳，或热病之后余热未解。又如白虎加人参汤治疗伤寒表证已解，热甚于里，津气两伤，表现大汗出，大烦渴不解。以上两方，寒凉派医师也多以西洋参代替人参，其理由是西洋参苦寒，泻火之力强。

3. 西洋参形似辽参，以色白质轻为贵，初嚼味苦，渐含有甘味，口感甚清爽而津液增多。大概肺胃之阴虚有火而津液不足者宜西洋参，脾胃之气虚羸而不能生津者宜党参或辽参。西洋参为苦寒泻火之品，党参、辽参为甘甜补气之药。

4. 西洋参产于美洲，真西洋参质轻，切片内层肉纹有细微的菊花芯的纹眼，假西洋参质重，切片肉纹是实心的，没有菊花芯的纹眼，也没有清香之气。以上可作鉴别用。我用西洋参都用美洲产的道地药材，很少用国产的。西洋参性寒，宜糯米饭上蒸用，其作用为甘苦补阴清热。如用姜制者，则益元扶正气。西洋参大家很少在汤剂中用，但必须用时还得用。

玄参：养阴生津，泻火解毒。

【应用与鉴别】

1. 用于温邪入营，内陷心包，温毒发斑。本品咸寒入营分而能清热凉血，治疗温病热入营血，心烦、口渴、舌绛、脉数等症，多与滋阴清热解毒药如生地黄、麦冬、黄连、金银花、连翘等配伍使用，如清营汤。

2. 适用于热病伤津、津伤便秘、骨蒸、痨咳。本品甘寒质润，功能清热生津，滋阴润燥。能治夜汗多而热，津伤便秘，如《温病条辨》增液汤。若温病热结，阴亏燥屎不行，下之不通，吴鞠通认为这是无水舟停，需增液汤与调胃承气汤合用，即增液承气汤。陈士铎的《辨证录》有导火汤治疗腹痛发热，或者夜间腹痛，此方即以玄参为君药，重用一两，我临床反复观察，效果非常好。

3. 用于目赤咽痛、白喉壅肿、疮毒。如《太平圣惠方》用本品配牛蒡子治疗喉痹肿痛。本品也有清热解毒、软坚散结之功，所以可治痰热郁结之瘰疬。如《医学心悟》的消瘰丸。

4.地黄与玄参功同补肾，但地黄味兼甘，玄参味兼苦。地黄长于滋肾阴，玄参偏于息上方浮游之火，使之渐平。据玄参此项功能，所以我临证常重用玄参30g治疗睡眠早醒，醒而不易复睡，反复观察，效果良好。朱丹溪说："阴常不足，阳常有余，宜常养其阴，阴与阳齐，则水能治火，斯无病矣。"在中医虚证中确实阴虚者居多，所以在补药中滋阴药也是最多的。我在小课堂介绍的地黄等12味，在写书时还要增加品种。

【养阴药结语】

养阴药有养阴清热、滋阴润燥之功。主要治疗肾阴亏虚、阴虚火旺，口干咽燥、发热、盗汗、久咳、咯血、腰酸腿软、遗精、带下等症。因阴虚的程度和部位不同，选用的药物也有异。补肾阴的药物有：熟地黄、枸杞子、何首乌、女贞子、玄参等。熟地黄大补肾阴，补力大，但滋腻性强；何首乌功同熟地黄，但以温而不燥、补而不腻为其优点；女贞子补力较小；枸杞子补阴力大于女贞子，能滋阴涵木，养肝阴。杞菊地黄丸就是在六味地黄丸中加入枸杞子、菊花，主治肝肾不足，眼花歧视或眼枯疼痛、视物不清。我在临床遇肾阴虚患者经常问他们眼干涩、看东西模糊吗，如果眼干涩、视物模糊，我都会加入枸杞子30~40g，临床观察效果很好。六味地黄丸与杞菊地黄丸的主要区别就是六味地黄丸补肾阴不足，杞菊地黄丸补肝肾不足。补肾阴药偏于固涩作用的药物有：山萸肉、黄精、覆盆子、桑螵蛸等，功用主要是补肾涩精固脱。我在治疗肾病时常选用这些药降蛋白，效果很好。补肾药的杜仲、牛膝、枸杞子补肝肾、强筋骨。杜仲常与牛膝同用。牛膝性趋下，引药下行，在腰膝酸软、下肢痿弱时常用。补阴药还有生津止渴的，如：石斛、生地、麦冬、天冬均可养阴生津清热。石斛养胃阴生津力大；天冬养肺阴而清热；麦冬养肺阴、胃阴，生津力较天冬大，但清热力小于天冬。生地黄滋阴凉血而退虚热，糖尿病阴虚津亏有热者居多，此类药应该经常选用。但以草药补阴液谈何容易，需要重用常用这些药，方能取得效果。龟甲、鳖甲为滋阴潜阳药，滋肾阴而潜阳，用药量也要适当大些。入煎剂必须先煎。二者滋阴之力以龟甲为大，鳖甲次之。鳖甲能养阴清热且能软坚，主要入肝经，龟甲则主要滋阴且入肾经。此外还有一些平补养阴之品，如白木耳、燕窝、冬虫夏草，既可以药用，也可以食用。

今天的课就讲到此。

补阳药

张炳厚
2015-10-14

各位学子，张氏医门零金碎玉微信小课堂第13讲。

补阳药在临床上用于治疗阳虚而产生的一切虚寒的病证。阳虚主要有心阳虚、脾阳虚和肾阳虚。但由于肾为先天生化之源，所以补阳药以温补肾阳为主。补阳药主要有壮阳事、补精髓、强筋骨等作用，也适用于阳痿（也称阴痿）、遗精、腰膝软弱冷痛、小便频数、遗尿等。

肾阳虚：我把肾阳虚分为五型：一肾气不固：症见腰脊酸软，听力减退，小便频数而清，甚则不尽，小便有余沥，遗精滑精早泄。二肾不纳气：肾气不足，摄纳无权，症见气短喘逆，动则尤甚，咳喘汗出，咳而遗尿。三肾阳不振，下元亏损，命门火衰，症见阳痿。四肾虚水泛：肾阳虚不能温化水液，而致水邪泛滥而上逆，或溢于皮肤，症见水肿或水泛为痰。五肾火衰微：也即火不生土，肾火衰微不能温运脾土，而引起腹泻。这种腹泻多为五更泻。故补肾阳药中某些药物也能治疗上述病证。补阳药多温燥，阴虚火旺者忌用，以免助火劫阴。

第一个药讲鹿茸。

鹿茸：补督脉，壮元阳，生精髓，强筋骨。

【应用与鉴别】

1. 鹿茸乃鹿之督脉所生，气旺血充，故能补督脉。督脉为全身关节之主，肾之外垣，故又能壮元阳，生精髓。可用于元气不足，小儿发育不良，齿迟、行迟。本品有峻补元阳，增强体力，加强筋骨的功能，单用或配成复方都可使用。如《医宗金鉴》加味地黄丸，即六味地黄丸加鹿茸、五加皮、麝香，治疗小儿筋骨痿软，行步艰难，或齿迟等症。

2. 治疗肾阳不足，遗尿，阳痿，腰酸痛，眩晕耳鸣。如《普济方》鹿茸酒，即本品与山药同浸酒服治阳痿。我在新疆多用鹿茸治疗阳痿。新疆有许多养鹿场，因此药源不缺乏。用量比较大，我一般都是用鹿茸一叉泡酒5~10斤。现在我擅用五子衍宗汤加鹿茸、淫羊藿、人参、西洋参（可以北沙参代替）、当归、海狗肾配海马或者海狗肾配蛤蚧，用上方治疗阳痿效果很好，尤其我所谓的轻度阳痿（即阴茎举而不坚，不能持久）效果更佳，作汤剂或者作酒剂。跟我从师的弟子，都不止一次见我用此方，都知道效果满意。《普济本事方》有鹿茸丸，就是鹿茸与枸杞子、小茴香、羊肾做煎剂，治疗肾虚腰酸痛不能转侧者，关键在于不能转侧者。

3. 鹿茸为血肉之精，冲为血海，故又养冲脉，对肾阳虚，冲脉不固，血崩，漏下属于虚寒之妇科病常配以其他补养药、固涩止血药，效果非常满意。如《备急千金要方》

鹿茸散即用本品与阿胶、乌贼骨、蒲黄、当归等配伍，治妇人漏下不止，效果更佳。此外，鹿茸也可治疗阴疽经久不敛及痘疹黑线之症，以补养气血，并有内托升举之功。

4. 鹿茸之产地甚多，据报道大抵纬度在四十度以上，气候严寒，其茸壮而有力，茸力尽在血中。其色紫如茄者佳，然太嫩者气血不具，坚者太老，唯长至 4~5 寸，形如分歧之马鞍，俗称二叉茸，茸端如玛瑙红玉，破之如朽木者最佳。

5. 助阳药多燥，本品壮而不燥。行气药多散，本品升而不散。行血药多攻，本品补而不攻。鹿茸为血肉有情之品，用于治疗虚羸优于其他药。

6. 鹿之精气全在于角，角本下连督脉，鹿之角在诸兽中最大，且鹿之督脉最盛，故能补人之督脉。督脉通肾，故又能补肾。角之中皆贯以血，冲为血海，又能养冲脉。督脉冲脉双补，气血兼顾，其性为温，更善于助阳。是一味药兼有数种特殊的功能。鹿茸乃初生的嫩角，补阳益血之功最大。鹿角（即鹿长成的老角）补阳益气，封填精髓，但力量逊于鹿茸。鹿角胶是将鹿角寸节，加水煎熬，点滴成珠，凝结而成，为温补精血之药。鹿角霜是取角寸节置于小坛中，酒水相合，盆盖泥封，坑火煨煮，其角挛，用竹刀刮净上结之霜。精血不足可腻补者用鹿胶，因阳气虚不能受腻补者可用霜。我用鹿角霜加鸡蛋清调敷外用治疗乳腺炎，入煎剂入冲剂服效果亦均佳。我用鹿角胶治疗许多乳腺病包括男性乳大都有典型病例。鹿筋补筋骨、益气力。鹿肉主温中温气血。可见鹿的一身都是宝。

【禁忌】

肾虚有火者忌用，上焦痰热及胃家有火者禁用。鹿角霜和鹿角胶禁忌相同，唯鹿角胶对于胃纳少者禁用。鹿茸不入煎剂，研细末冲服，三分至一钱。因鹿茸切片非常精细，入汤剂浪费药品且不能尽其效。我知道听课学子虽多属名医，能用过鹿茸者不超30%。也是因为学子们所工作临床科室不同，有的用的很少，二是不会用，三是怕药贵。中药力量越猛烈的、价钱越贵的、炮制越特殊的，只要用的对症，往往会取得非常好的效果，能够药起沉疴。高职称的名医不能只用一般常用药来治疗一般的常见病和多发病。既然鹿茸治疗作用广泛，疗效好，希望大家临床多多试用。

今天的课就讲到此。

张炳厚

2015-10-21

各位学子，张氏医门零金碎玉微信小课堂第14讲。

海狗肾：又名腽肭脐。它是海豹（又名海狗）干燥的阴茎和睾丸。能暖肾壮阳，滋肾固精。

【应用与鉴别】

1. 治疗阳痿不举或举而不坚、坚而不久，腰膝酸冷，下部湿寒，合秦艽用。或与鹿茸、阳起石、巴戟天、肉苁蓉、附子、人参等补肾壮阳药配伍为丸或作泡酒用。我的经验是：治疗阳痿时在上方的基础上再加黑蚂蚁补气益血，滋阴壮阳；再加当归、桃仁活血通络；再加海风藤通络。临床观察能增加阴茎的硬度，延长硬度的时间，作用尤著。

2. 治积冷，痨瘵，肾精衰损，阴部湿冷，臀腹劳闷，面黑，精冷最好用。滋肾丸中多用此药，是取其精不足补之以味也。

3. 海狗肾为君的方剂：如《太平惠民和剂局方》记载主治补虚壮气，暖背祛邪，益精髓，调脾胃，进饮食，悦颜色。治五劳七伤，真气虚惫，脐腹冷痛，肢体酸痛，腰背拘急，腿膝软弱，面色黧黑，烁肉消瘦，目暗耳鸣，口苦舌干，腹中虚鸣，脐下刺痛，饮食无味，心常惨凄，夜多异梦，昼少精神，小便滑数，时有余沥，房事不举，或梦交媾，及一切风湿瘤冷均可服之。从以上就可以说明海狗肾的主要功用及治疗范围。我临证时凡见上症有五类以上者，就用海狗肾丸（膃肭脐丸），如果没有丸药，我便加入海狗肾，往往收到满意效果。我临证治疗肾炎、肾功能不全等以肾阳虚为主的病证，如24小时尿蛋白定量高、尿蛋白显著者，往往都加入海狗肾，临床观察效果满意，现在正在继续观察。现在市场上有海狗肾系列，此系列除海狗肾外，还有海豚肾、海狮肾等，但以海狗肾最小，功效最佳。大家知道，狗肾是以克论价的，体重的花钱就多，用体重者，花钱多且是买尾货。在此，我要提醒患者注意。另有医者常以豺狗肾代海狗肾，我临床观察基本无效。

下边讲蛤蚧。

蛤蚧：补肺肾，定气喘。

【应用与鉴别】

1.用于肾虚阳痿。本品质润不燥，补肾壮阳，兼能益精养血，有固本培元之功。可单味浸酒服即效。或与益智仁、巴戟天、补骨脂等同用，如养真丹。

2.用于早泄。蛤蚧滋肾阴而纳气，所以能治疗早泄。若与海狗肾同用，效果倍增。

3.用于肺虚咳嗽，肾虚作喘、虚劳喘咳。本品兼入肺肾二经，本品常与补肺气、助肾阳药、定咳喘药同用，是治疗多种虚证喘咳之佳品，常与贝母、杏仁等同用，治疗虚劳咳嗽，如蛤蚧丸。另有《卫生宝鉴》人参蛤蚧散，由人参、蛤蚧、茯苓、杏仁、甘草组成，治疗心弱气喘（即心性气喘）。另有《普济方》人参蛤蚧散，只由人参、蛤蚧两味组成。人参大补元气，蛤蚧补肾纳元气，专取其交合肺肾之气，此方在各种喘病中都可应用。我拟有参蛤散定喘汤类方，即以人参、蛤蚧、杏仁为基础方。

4.蛤蚧属阴，能补水之上源，则肺肾皆得其所养，而劳热咳嗽自除。肺朝百脉，通调水道，下输膀胱，肺气清，故水道也自通也，治疗小便淋沥不尽或尿有余沥。

5.肾不纳气，发生气喘，推其原因有二：肾阳虚不能纳气可用黑锡丹，肾阴虚不能纳气可用蛤蚧。这俩是一个阳虚，一个阴虚，都是纳气的。黑锡丹是治疗肾阳虚不能纳气者，蛤蚧是治肾阴虚不能纳气者。用蛤蚧均取一对儿，雌雄各一。蛤蚧随时都在交媾，雄在上，雌在下，故捕捉时都是一对。

6.蛤蚧蛇身而有四足，形如壁虎，身有斑点，雄者为蛤，雌者为蚧，雌雄相互入药用尾，功效尤著。

7.我用蛤蚧和海狗肾多入汤剂。自己煎药者，将海狗肾、蛤蚧（去头足）另煎兑服，一般单煎一个半小时，煎汁约500mL，每次服药时兑服，比如说7剂药就按14次兑服，总而言之每次服药时兑服。如用煎药机则加入煎药机中同煎，如蛤蚧一对儿加入7剂药中同煎。

肉苁蓉：滋补肾阳，滑润通便。

【应用与鉴别】

1.滋补肾阳。本品味甘色黑，体润性温，故能补肾壮阳，滋阴益髓。主要是用于肾阳虚、肾虚阳痿，腰膝冷痛，及女子不孕等症，也用于肾虚骨软症，常与其他补肾药同用。如《证治准绳》肉苁蓉丸（肉苁蓉、菟丝子、熟地黄、五味子）就是以肉苁蓉为君药，主治肾虚阳痿等症。

2.滑润通便。本品质润而降，性能通便。能治肠道便秘之症。如润肠丸即以本品为君，配麻仁、沉香为丸，治老人、虚人汗出便秘。在以肉苁蓉为君药治疗便秘的方剂中有一个方剂非常重要，即《景岳全书》的济川煎。它主治肾虚气弱，大便不通，小便清长，腰酸背冷。本方是以肉苁蓉为君药，补肾阳，并能润肠以通便，在温润之中寓有通便之功，适用于老人及虚人便秘的证候。

3.本品味甘而温，体软色黑，为柔润多液之品，滋阴补阳之药。一般药品补阳多燥，滋阴多腻，只有肉苁蓉补而不燥，滋而不腻，既能温通肾阳，又有滑肠之力，治大便燥结，效果更好。

张炳厚

2015-10-28

各位学子，张氏医门零金碎玉微信小课堂第 15 讲。

巴戟天：能温肾壮阳，强筋骨，祛风湿。

【应用与鉴别】

1.治疗肾虚阳痿，早泄，女子经行冷痛，疝瘕相引的小腹作痛，骨痿等症。有补肾阳、强筋壮骨之功效。《医学发明》有巴戟丸，可将此药方做成汤剂用，药物组成：巴戟天、白术、五味子、茴香、熟地黄、肉苁蓉、人参、覆盆子、菟丝子、牡蛎、龙骨、骨碎补、益智仁，治疗肾虚腰痛，腰脊冷痛，滑精。此方可做丸药，亦可做汤剂服，治疗腰酸冷痛滑精效果甚好。另有验方毓灵丸，药物组成：巴戟天配人参、覆盆子、山药、神曲等。治疗阳痿不育，女子阳虚不孕。《张氏医通》中还有金刚丸，药物组成：巴戟天配伍肉苁蓉、萆薢、杜仲、菟丝子、鹿胎等药而合成。功能都是补肾益精髓，擅长治疗骨痿不能起动等。我今天讲的许多方子对于男科（男子不育、阳痿早泄、遗精滑精）诸病，包括杂病中肾阳虚、肾阴虚诸证，是非常有效的。别人都说我用方新颖、选药奇特，其实我的方子，除了我的经验方和类方外，大多数都是文献中的方子，但是都是我反复验证效果好的，别人对我用的方子不太清楚，就认为我用方特别。

2. 治疗下焦风湿痹证。本品性味辛温，亦可发散风湿，但很少用于一般的风湿症，专治肾阳虚下焦风湿痛痹，这一点要特别记住。一般不怎么用，但对肾阳虚下焦（即腰、胯、膝、腿）的风湿痹证有特殊的疗效，也可以遇到上述症状把巴戟天加入所用方中，但是加这一味药用量一定要重。

3. 巴戟天与补骨脂、胡芦巴都有温肾作用。但补骨脂镇纳肾气，能平虚寒上逆之喘，胡芦巴有温散内寒而止内生的小腹冷痛，至于巴戟天也有发散作用，它是以外寒引起内寒的疼痛。以上三味，温肾虽同，主治各异。

4. 巴戟天隆冬不凋，味辛温，专入肾家。有鼓舞肾阳、肾气的作用。温养元阳，则邪气自除。起阳痿，强筋骨，益精髓，治小腹阴部隐痛，有温肾胜寒之效。又对元阳有固护之功。对阳痿治疗有效者可以延长功效。希望我和学子们在治疗肾病比如肾炎、肾功能不全时，加巴戟天进行临床研究。比如金匮肾气丸中附子、肉桂用量很少，其作用不是直接补肾阳，而是补肾阳，激发肾气，促进温水化气，使肾气有更好的上升作用，即促进肾小球再吸收的作用。我认为在激发肾气温水化气方面巴戟天会比附子、肉桂要好，它们之间有什么区别，后面我鉴别的时候再讲。

补骨脂：补肾阳，纳肾气。

【应用与鉴别】

补骨脂辛苦大温，主要用于温补肾阳，治疗下元虚冷所致的阳痿，腰痛，冷泻，五更泻，小便频数，遗尿，男子肾寒滑精，女子痛经不行。再如《太平惠民和剂局方》补骨脂丸，药物组成：补骨脂、菟丝子、核桃肉、乳香、没药、沉香等药。它能够壮筋骨，益元气，治疗下元虚冷膝腕手足沉重等症。这里有的病据某些症状就能选方用药，如病人说手足沉重，据此即可选用上方。我遇到这样个别症状，感觉用药很棘手时，就据症选方。今天讲的有好多都是这样的症状。唐郑相国方有用本品配核桃肉治虚寒喘嗽兼有腰部脊骨酸痛者。还有《普济本事方》二神丸（即四神丸中补骨脂、肉豆蔻两味药）治疗脾肾虚寒泄泻，取补火以生土。《济生方》也有二神丸，其药味组成和功能主治都和《普济本事方》的一样。还有《是斋百一选方》以本品配伍罂粟壳温补收涩止泻，专治水泻和久痢，像这些症状可用此方。本方也可治男子腰痛膝冷、阴囊湿、腹中冷等诸冷痹证、顽痹。我现在对阴囊湿者用海金沙30g效果极好。阴囊湿原因有二：肾阴虚者湿而黏腻；肾阳虚引起者会发凉。今天我们又学了两个药，一个是巴戟天，一个是补骨脂，都能治疗阴囊湿痒。阴囊湿在临床上多见，湿而凉为肾阳虚，不妨应用上述二药或其中之一，在临床上观察。附子壮阳善走，温内外全身之阳。而补骨脂壮阳善守，专温下焦局部之阳。二者都有鼓动肾阳、温化肾气的作用。如果两个同用会相扶相须。这里我说了，在治肾病时，要用其鼓动肾气，蒸水化气，我认为巴戟天比附子更好，因为巴戟天主要温下焦局部之阳，不像附子是温全身之阳。

骨碎补：补肾，续绝伤，行血止血，化塞解凝。

【应用与鉴别】

1.用于补肾。骨碎补性降，能补肾而收浮阳。对肾虚阳浮之牙疼效果颇好。肾虚阳浮之牙疼特点为痛而不剧，无明显红肿，昼轻夜重。大家知道夜里症状明显的病不是肾虚就是有瘀血，所以昼轻夜重属肾之病因病机。舌苔多淡润弥漫，脉或沉或弦。用法：可将本品加入济生肾气丸中，比如说改为汤药，将济生肾气丸中加入骨碎补（用量要大），或者是用30~40g骨碎补煎汤送服济生肾气丸。我现在常用30~40g骨碎补煎汤加入一丸济生肾气丸同煎。治疗过敏性鼻炎时，我常在所用方剂中加入防风通圣丸，治疗效果就很好，每剂药中加入3袋效果很好。

2. 主治续绝伤。本品不但补肾以健骨，又能活血行血以疗折伤。据说蜀人用它治疗闪、折、杖伤、筋骨损伤，取根捣碎，筛成末，加黄米，熬成稠粥，裹在伤处，效果就很好。

3. 本品折而不死，插枝能生。人身的扭伤、摔伤是经常见到的，用骨碎补黏着而不易脱落，所以能够治骨折伤损，是具有特殊功能的一味药。续断与骨碎补都有相同作用，均能够疗伤科疾病，但续断偏治筋折，本品偏治骨折。

4. 《太平惠民和剂局方》有一个方子叫作骨碎补丸，治疗好多病证，有些病证在临床上是很少见的。我分析这个方子可治疗以下疾病：外伤、骨伤性的疼痛诸症偏寒的，痹证不已内舍肝肾偏于伤及肾阳的，可以用本方。而用此方有几个主要症状，就是腰膝酸软，屈伸不利，举步艰难，骨节疼痛，筋脉拘挛，这几个症为主症。凡是有这几个症，再加上前面所说之症，都可以用这个方子，一定会效果很好的。药味组成：骨碎补、荆芥穗、白附子、牛膝、肉苁蓉、威灵仙、砂仁、地龙、乳香、自然铜、川乌、半夏研末，制蜜为丸。每服10g，主治肝肾虚风，上攻下注，筋脉拘挛，骨节疼痛，面目浮肿，手臂少力，腰脊强痛，腰膝酸软，屈伸不利，举步艰难。

【补阳药结语】

补阳药其性味均属温热，皆可温补肾阳，适用于阳痿、早泄及下焦虚寒等症。补阳药包括壮阳、温肾及补肾健骨三个部分。壮阳药如海狗肾、鹿茸、肉苁蓉补力较峻。壮阳药以治阳痿不举，精冷无子的功效最大。肉苁蓉兼补肾阴，为补肾极佳之品。海狗肾性大热，为补肾强阳之峻剂。鹿茸为血肉之品，亦为峻补要药，而药性较缓，能巩固阳气，宜酒剂最佳，更能治腰痛、畏寒的久病。另外淫羊藿、仙茅能壮肾阳，但只有短暂的作用，常用于性欲不振者的举而不坚等。威灵仙性猛而不纯，临床较为少用。唯生威灵仙对顽固性寒痹有特殊的疗效。温肾药能温下焦虚寒，治腰膝酸痛、脚软无力、小腹冷痛。如巴戟天、羊肉。巴戟天温内寒且有发散作用，用于外寒引起者。羊肉是冬天补阳之佳品。巴戟天温内寒而有发散作用，常用于外寒所引起的病证。羊肉能够温补。补骨脂、核桃肉更能摄纳肾气而定上逆之虚喘。补肾健骨药有虎骨（用代用品）及骨碎补。因肾主骨，故该二药补肾又能够健骨。虎骨能追风定痛，健骨强筋。骨碎补温通肾阳，补骨折损伤。补肾阳药基本就是这三个部分。另外附子、肉桂均为回阳壮阳药，能祛寒救逆。大多数本草都把附子、肉桂放在祛寒药中。一般补阳药多燥，其肾中有热、阳痿易举而精液不固者应当慎用。

今天我讲的课就到此。

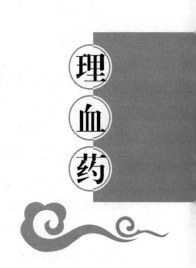

理血药

和血药

张炳厚
2015-11-04

各位学子，张氏医门零金碎玉微信小课堂第16讲。

凡能治理血分疾病的药物，均称为理血药。今天讲的是和血药。因损伤、产后各种失血等引起的瘀血，可以产生不同的病变。出血止血后病人呈现发热、疼痛等症状时，中医认为是瘀血。还有一种如狂的症状，在《伤寒论》中叫蓄血。《金匮》载有干血引起的疾病。干血、蓄血都是瘀血。女子月经不调也有属于瘀血的。凡用于上述瘀血及跌仆损伤和痈肿癥瘕病的药物都属于祛瘀药。因其作用不同，其中又将活血行血、使血行畅达的药物叫作和血药；具有破血作用的叫作破血药。和血药、破血药对瘀血的作用仅为程度上的区别。小剂量就是和血，大剂量则破血。

和血药第一味我们讲川芎。

川芎：活血化瘀，搜风止痛。

【应用与鉴别】

1.用于活血行气。川芎辛散温通，活血行气。常用于月经不调、经闭、痛经、产后瘀痛，为妇科之要药。如

《济生方》有六合汤（四物汤加官桂、莪术），治月经困难、腹中结块疼痛及腰痛等症。这个六合汤和治脾胃中暑腹泻、呕吐那个六合汤是不一样的。六合汤另有出自《局方考》者，它是治疗湿伤脾胃、霍乱泄泻的，与此方不同。又如解恨煎（即《景岳全书》解肝煎：陈苓夏朴苏芍砂，加上川芎和柴胡就称为解恨煎），这方子可能出自《傅青主男科》，治疗肝郁气滞、肝胃不和的胸胁胃胀痛，总之不外乎活血行气之效。

2.用于祛风止痛。川芎辛温升散，能上行头目巅顶，擅于祛风止痛。适宜头痛、身痛及风湿病痛等症。如《太平惠民和剂局方》川芎茶调散（川芎、白芷、细辛、羌活、防风、荆芥、薄荷等组成，清茶调服送下）治疗感冒风寒、偏正头疼。我以川芎茶调散全方做引经药制成类方，也就是拿这个全方既做引经药，又做基础方，创出川芎茶调散类方。如益气茶调散、化痰茶调散、补肾茶调散等十一张类方，通治虚证头痛，神效无比。我最大的创新就是破除川芎茶调散不能治内伤头痛的禁忌的这个千年篱障。川芎茶调散我作为汤剂用，用一撮茶叶（花茶或绿茶）同薄荷一起后下。茶叶能清利头目，第二个作用是反佐辛温药发散太过。又如《卫生宝鉴》也有川芎散（川芎、石膏、僵蚕、菊花为末）治风热头疼，此外还用于疮疡肿痛。它的治疗机制总不外活血行气。

3.我用疼痛三两三类方。疼痛三两三出自湖南民间铃医袁国华，他的方剂的特点就是三个药都是一两的，其中一味药是三钱的，所以取名三两三。但三两三实际上是四味药，在三钱后面还有一个三分。比如疼痛三两三，后面有一个三分，就是三七面。他在看病售药时，可以把药方给病人，但三分必须售自他手。这个方子治疗诸般疼痛妙不可言。其中痹证疼痛三两三，就是在三两三的基础上加上黄芪、桂枝、白芍、全蝎、蜈蚣。人称神方疼痛三两三，为广大同仁所共识。

4. 川芎味薄气雄，性最疏通。上升头顶，下彻血海，外出肌肉，内入脏腑，旁达四肢，一往直前，走而不守，为血中之气药，对血分有气滞者最为适宜。

5. 四物汤中用川芎的目的就是唯恐熟地黄、白芍呆笨不灵，有碍血行，因此用川芎于血中行气，为之疏通，有走有守，互相协调。如血中有热者则用生地黄、白芍，若血中有寒者则用或重用川芎和当归。有人认为四物汤原方不动就可以通治妇科病，这样不经过辨证终显笼统，效果不佳。四物汤可以作为主方，还得临证辨证加减。

和血药第二个讲延胡索。

延胡索：活血散瘀，理气止痛。

【应用与鉴别】

1. 治腹内气血阻滞作痛。延胡索辛散温通，功能活血理气，气行血活，通则不痛，故为止痛药之良药。适用于心腹疼痛、疝气、四肢血滞疼痛等症。如《本草纲目》单用延胡索研末，温酒服三钱，可治胃脘当心作痛。《太平圣惠方》配金铃子治疗胸腹胁肋诸痛、烦躁、脉数者及肝郁化热之症。《卫生易简方》中延胡索配小茴香治疗小儿疝气痛。周离亭方延胡索与当归、桂心配伍治气血凝滞遍身作痛。

2.治疗女子月经行经不畅。延胡索行气活血，能调经止痛。如《太平圣惠方》金铃子散治疗肝火内郁，气机失调，痛势得热而愈甚，与虚寒疼痛喜欢温热者豁然不同。又如《济生方》延胡索散（延胡索、当归、生蒲黄、芍药、肉桂、乳香、没药、片姜黄、木香、甘草、生姜，水煎，食前服）主治妇人室女七情伤感、气血相搏、胸腹作痛、痛连腰胁，或痛连背脊、上下攻刺、痛甚则抽搐、月经不调、一切气血瘀滞，诸般疼痛皆有效。在20世纪70年代我曾经遇到这样的一个病人。有一个妇女伤感，那时正是"文革"后期，出现上述这些症状。我多次接治都没有效，后来我翻读了一些资料，查到了这个方子。后来用了，效果确实很好。一直用了十几剂，这个病就全好了。说到这儿，我想说，我们在70年代、80年代刚出学校门，我和王老师（王惠英，张炳厚夫人）遇到有些病确实不会治，我们绝不会随便开一个方子、用几味药就把人打发走，经常晚上回去去查文献，去查病案，把合适的方子尽量找出来，第二天出诊时再给人开出去。虽然这样容易让别人说我们水平不高，但是也比胡乱开药、开一个方子骗人好。

3.延胡索的功用在于理气活血止痛，主治为气血凝结诸病证。若病证不因气血凝滞，而属虚证者不宜应用。盖当归、芍药调腹中血虚证，延胡索、五灵脂治胸腹血滞痛。前面是治血虚的，后面是治血滞痛的。这四味药，前面当归、芍药经常合用，后面延胡索、五灵脂经常单用。

4.古有"延胡索生用破血，酒炒行血，醋炒止血"之说。用时需要特别注意。延胡索如果生的，特别硬，煮40分钟都不会煮透。制过之后就酥了，容易煮透。但是我平时都用醋延胡索，按今天所讲醋炒的是止血的，这个还有待研究。

5. 延胡索活血理气止痛，通小便，能行血中之气滞，气中之血滞，故通治一身上下诸痛。这一身上下诸痛，临床上有时候是会见到的，有时候开方子都很棘手。

今天的课就讲到这里。

张炳厚
2015-11-16

各位学子，张氏医门零金碎玉微信小课堂第 17 讲。

乳香：调气止痛，活血舒筋，治痹痛。外用治跌仆伤痛，止痛生肌。

【应用与鉴别】

1. 用于调气活血止痛。治心腹诸痛由于瘀滞者，可以乳香配伍没药合用，在临床应用十分广泛。在内、妇、儿、外、骨伤各科均可用之。如《证治准绳》以乳香、没药配伍五灵脂、草乌以治寒凝血胃腹痛。再如《太平惠民和剂局方》有醒消丸，乳香配没药加雄黄、麝香治疗痈毒肿痛。又如《集腋方》七厘散，乳香配没药加血竭、红花、儿茶、麝香、冰片、朱砂治跌打损伤。

2. 活血舒筋治痹痛。乳香辛温行气活血，所以能舒筋，无论内服、外敷均有效。再如《医学心悟》有蠲痹汤，以乳香配羌活、防风、秦艽、川芎、当归、海风藤、桑枝同用，治疗风湿痹痛、筋骨拘急者。我的类方疼痛三两三诸方中每每用之，均有显效。

3. 《证治准绳》有乳香丸广泛治疗以上各症，如头痛、目痛、血攻（即眼红赤）、筋拘急身痛。方剂组成：没药、乳香、晚蚕砂、草乌、五灵脂、木鳖子。共研细末，酒煮面糊为丸，如桐子大，每服 7 粒，薄荷汤送下。也可作汤药服。方中有木鳖子，临床很少用，我有时很爱用。木鳖子性温，味微甘，有消肿散结解毒之功，常用于治疗痈肿、无名疮肿、疔癣、疮、风湿痹痛、筋脉拘急者，有小毒。汤药中木鳖子的用量一般为2~5分（即0.6~1.5g）。

4.用于疮疡肿痛或溃后久不收口。乳香又是治疗疮疡的要药，既能消肿止痛而治疮疡肿痛，又能生肌敛疮，用于溃破不敛之症。

5.乳香与没药功用相似，临床配伍经常同用，效果相须。区别在于：乳香长于行气止痛，没药长于散血止痛。又乳香兼能舒筋活血，没药则活血祛瘀独擅其长。

6.本品亦名熏陆香，以透明者为贵，呈暗色者为下品。凡人筋不能伸者，在熏药、洗药、外敷药中加入乳香，其筋能伸。不论内服、外用皆有定痛的作用。

没药：散血消肿，定痛敛疮，止痛生肌。

【应用与鉴别】

1.用于治疗脘腹痛、风湿痹痛、跌仆伤痛、行经腹痛。没药经常配合乳香同用。如《证治准绳》没药丸以没药配伍乳香、川芎、川椒、赤芍、当归、自然铜研末，黄蜡为丸，也可用为汤药。没药多与乳香配伍同用，但也有不与乳香同用者。如《医学心悟》手拈散配伍延胡索、五灵脂、香附为末，温酒调服，治疗血积心痛及胸脘刺痛。再如《医林改错》身痛逐瘀汤都只用没药，没有配伍乳香。如我自己编的身痛逐瘀汤的歌诀：身痛逐瘀桃没（即没药）红，苍术甘羌去当芎，全身关节腰膝痛，芪牛香附尢脂龙。少腹逐瘀汤歌诀：少腹茴香与炒姜，延胡灵脂没芎当，官桂枳实赤芍药，种子安胎第一方。也有单独使用没药的，如《医林辑要》单用没药入水酒煎煮治疗气血心痛。

2. 用于疮疡肿痛或溃破久不收口。没药合乳香研末外敷疮疡有消肿止痛、去腐生肌的作用。

3. 没药散血祛瘀，主治与乳香相似。行瘀散血则没药独擅其长。二者皆能止痛，痛有气滞则痛，有血瘀则痛。乳香偏于调气，治疗气滞之痛。没药偏于散血，治疗血瘀之痛。二药每每相兼为用，效果倍增。

4. 诸书记载没药能够补心、补肝、补胆，盖瘀血不除，则新血不生。乳香气味辛温，既能行气活血，又有没药之苦散，以破其瘀，达到推陈出新的目的，自有补益之妙。是以古方没药必与乳香兼施，谓其能止痛，理由就在于能推陈致新，间接达到补的目的。

5. 没药通滞血，治跌打损伤疼痛，若与酒化服，效果倍增。

泽兰：行血消水。

【应用与鉴别】

1. 用于活血通经。泽兰芳香微温辛散，能疏肝脾之郁而活血行瘀，且行血之力又不剧，为妇科调经之要药。治疗月经不调、经闭、癥瘕、产后腹痛等症。如《济阴纲目》泽兰汤治疗闭经、羸瘦、潮热，方剂组成：泽兰配当归、芍药、甘草。再如《医学心悟》泽兰汤以泽兰配伍生地黄、当归、芍药、桂心、甘草、生姜、大枣，治恶露不行、胸腹胀痛。

2. 我自拟经验方叫益红汤（益母草6g，泽兰3g，红花 3g，甘草 3g），治疗女人月经期长，5 天以后月经虽然断续，但总有少量血丝或血块。我用此方治疗并嘱病人若服药后月经过多且勿怕，待血丝、血块去，月经自止。瘀血去则经自调也。这 4 味药是我在古方医案中查出的（忘记出处），治疗月经期长，后血断续，仍有血丝血块，每每在方中加用这几味药，效果神奇。

3. 行水。泽兰有活血行水之功，常与其他行水消水药配伍同用。治疗产后小便淋沥、腹痛、身面浮肿者。如《外台秘要》引述张文仲的《随身备急方》治产后浮肿，用泽兰配防己各等份，为末服。我临床凡在月经期前后或产后见浮肿者均加入泽兰，有一定效果。

4. 用于损伤瘀肿疮毒等症，也是借其活血行瘀之效以消散肿结，间接缓和疼痛。

5. 泽兰与佩兰相仿，但泽兰苦温，行血之性为优；佩兰辛平，理气之功为甚。泽兰偏于走下，佩兰偏于行上。我举例这些小方剂希望各位学子能够熟记，临床应用，以观其效。我在备课过程中都用一本把这些小方子记下来，有时临证遇到就可以试用。当然大部分是我用过的。

今天的课就讲到这儿。

张炳厚

2015-11-25

各位学子，张氏医门零金碎玉微信小课堂第18讲。

益母草：祛瘀生新，活血调经，消水解毒。

【应用与鉴别】

1. 祛瘀生新，活血调经。益母草辛散，入肝、心二经。善于祛瘀生新，为妇科之良药，故有益母之名，主治月经不调、经前胀痛、产后血滞腹痛及跌打损伤等症。单用益母草加冰糖熬膏就是益母草膏，适用于妇产科诸病及跌仆损伤的瘀血。《医学入门》有益母草丸，以益母草、当归、赤芍、木香共研细末，炼蜜为丸，热汤服下，亦可作为汤药用，治疗月经不调、腹有癥瘕、久不受孕，这里要特别注意久不受孕。大家遇到久不受孕者在辨证的前提下，可考虑应用此方。对崩漏下血等症由于血滞所导致者均可应用，有祛瘀止血的功效。

2. 益母草入肝经疏散，专治胎前产后诸症。胎前易气滞，导致恶阻、胎不安。产后易血滞，故血瘀而腹痛。以益母草活血行气而不推荡（即行气活血而不峻烈），使气血畅通而除凝滞，大大益于阴分，故曰有补阴之功。本品仅可疏散，不可滋补。唯用之疏散滞气，即可以养真气；用之行其瘀血，即所以生新血。

3. 治疗水肿、小便不利。益母草有活血利尿消肿之功。

我治疗肾病对有血瘀水肿者经常用之。本品通过活血利尿、消恶毒疗肿、乳痈等症，可间接起到解毒的作用。所以说本品还有消水解毒的作用，但临床应用者甚少。

4. 治疗疹痒赤热。益母草性寒而入血分，所以有凉血的作用，对疹痒属热者皆可应用。

5. 益母草能活血调经，经常与茺蔚子同时应用，取其行血活血而不破血。为妇女调经及产后要药。

6. 凡有患热病适逢经期，预防热入血室，可以用此品以调其经、祛瘀生新，或在经行未行之时，加用益母草调之。就是说在经期或经行未行之时，有风热感冒者宜加益母草，目的就是以免热入血室。

附：茺蔚子

茺蔚子：活血调经，凉肝明目。活血调经功用同益母草。本品益精明目，用于肝热目赤肿痛或目生翳膜等症，常与决明子、青葙子等清肝明目的药物同用，并能治肝热头疼。茺蔚子重坠下降，偏于下血行瘀；益母草能疏散旁达，偏于活血祛瘀。有人说妇科调经以益母草为良，疡肿以益母草为佳，此又一经验之谈也。

破血药

下面我们讲破血药。

红花：活血通经，祛瘀止痛。

【应用与鉴别】

1.用于活血通经。红花辛散温通，色赤入血，故有活血通经之功。治疗血滞经闭、胀痛癥瘕、产后血瘀等症。如《金匮要略》红蓝花酒治疗妇人腹中有气血刺痛，单用红花一味，以酒煎汤服。《素问病机气宜保命集》有红花汤，方剂组成：红花、丹皮、当归、蒲黄、干荷叶等。研末，酒调服，治疗产后血瘀。

2.用于祛瘀止痛。治疗创伤瘀血疼痛、痈肿、吐血及内有瘀滞，及麻疹颜色不红活由于血滞所致者。如《疡医大全》有神效散：红花、肉桂、川乌、草乌配伍。治跌仆损伤疼痛。《麻科活人书》以红花、当归、牛蒡子、紫草、大青叶、连翘、黄连、葛根、甘草配伍，以治麻疹夹斑、色不红活之症（就是不鲜艳、有瘀血的意思）。

3.用于活血润燥，治血瘀便秘。《兰室秘藏》有通幽汤，我自己编的歌诀是：通幽便秘浊气逆，桃花甘麻归二地。我临床经常用此方。跟我抄方者都知道此方只要辨证对，效果是非常好的。

4.红花辛散温通，也能治风湿痹证。本品少用活血，多用祛瘀破血，为治瘀血阻滞之要药，尤为调经和治痹常用之品。在理血药中好多药都是少用活血，多用破瘀。

5. 用于斑疹色暗，治疗麻疹出而复收或热瘀血滞，取其活血祛瘀以化滞。

6. 红花其叶如蓝，其花色红，故古称红花为红蓝花。其体质轻，常于疏达，活血破瘀是其所长。另有一种藏红花，色黄红，气微香，质潮润，效力倍于其他红花。也就是说西红花（西藏红花）是最好的。藏红花名为藏红花，其实不是西藏出产的，而是从西藏进口的越南出产的红花。

今天的课就讲到此。

张炳厚

2015-12-02

各位学子，张氏医门零金碎玉微信小课堂第19讲。

桃仁：破血行瘀，润燥滑肠。

【应用与鉴别】

1.用于破血行瘀。桃仁苦能泻血滞，故为破血行瘀之要药。治疗血滞经闭、腹痛、蓄血发狂、跌仆瘀血等症。如《伤寒论》桃仁承气汤，桃仁配大黄、桂枝、甘草、芒硝，上五味，取水七升，煮取二升半，去渣，纳芒硝，温服三合，日三服，当微利（即服后大便略稀）。治疗下焦蓄血，少腹胀满，大便色黑，小便自利，谵语烦渴，至夜发热，其人如狂。方中取桃仁功能破蓄血，治瘀血血痹；桂枝通血脉，散下焦蓄血；调味承气汤泻热去实。共奏破血下瘀之效。我自编的汤头歌：桃仁承气汤：桃仁硝，桂甘黄，少腹急结又如狂，谁得蓄血噎膈病，请吃桃仁承气汤。再如《伤寒论》抵当汤，桃仁伍大黄、水蛭、虻虫治伤寒蓄血发狂、少腹满痛等症。

2.润燥滑肠，治疗肠燥便秘症。如《沈氏尊生书》润肠丸：杏仁、桃仁、火麻仁、当归、生地、枳壳，治疗津枯便秘。不过此方君药不是桃仁，而是杏仁。

3.桃仁性善破血。凡血结、血秘、血燥、瘀血、留血、蓄血、血痛、血癥等症，用之立刻就通。

4.桃仁与红花的区别：红花是花，其质轻升，能祛经络各处散在的瘀血。桃仁是果实，其质重降，能祛局部性的瘀血。如桃仁承气汤以桃仁为君药，治疗下焦蓄血。所以又说红花祛全身之瘀血，桃仁祛局部之瘀血。

5.《名医别录》上说：桃仁止咳，降逆气，消心下坚鞭，除猝新暴出血，通月水，止心腹痛。用桃仁止咳降气，我在20世纪80年代，始见于北京中医院老中医曹希平曾经常桃、杏仁同用。他说桃仁也能止咳。后一段时间，我也经常桃、杏仁同用治疗咳逆，但迄今未总结其效果。

6.桃仁连皮尖同用，行血力佳。借其赤色走肝经，主破蓄血，逐月水，主遍身疼痛，四肢木痹，左半身不遂，左足痛甚者（这里特别强调一下左半身不遂，左足痛甚者，在临床上希望大家多试用，至于为什么治左侧的，我现在还没有研究），取其舒筋活血行血，有祛瘀生新之功。至于上面说色赤走肝经，本应色赤走心经，为什么走肝经呢，我考虑可能就是肝藏血故也。再如《医林改错》补阳还五汤、血府逐瘀汤、身痛逐瘀汤、黄芪桃红汤，都是用桃仁。桃仁去皮尖，就是咱平时开的净桃仁，捣烂，炒用，叫桃仁泥，取其纯白入大肠经，治血枯便秘，取其濡润，凉血和血，有开结通滞之力。

7.桃仁性善破血，对诸般血瘀、血结之证，用之立刻就通。散而不收，泻而不补，过用之或用之不得其当，能使血下不止，损伤真阴，为害非浅。所以说桃仁只适应治疗血滞的经闭。对于血枯的经闭，或者说津液亏损、血燥的便秘，均为禁用之品。

8.桃得春气最厚,能入血分而生发死坏之瘀血而为新血(得春气厚,春主生发的,所以桃仁能入血分,而生发坏死之瘀血为新血)。其桃仁色白。其他破血药多峻厉克伐,破血劲都很大,用之不当可伤身体。而桃仁则性缓而钝,少用能活血而行血,重用则能破血而逐瘀。

9.桃仁破血逐瘀能坠胎,故孕妇慎用。

下边介绍几味活血破瘀的虫蚁药。

我们首先讲一讲虫蚁药功能的共性(它们都有的性能)。搜刮筋骨,追风定痛,活血通瘀,搜逐血络是虫蚁药共同的功效。我临证非常擅用虫蚁药,是受宋向元名老中医的影响。宋向元名老中医擅使用活血药在中医界众口皆碑,堪称一绝。我有幸从师宋老,聆听其教诲。宋老常介绍在活血药中用虫蚁药效果更好,但宋老临床却很少用,我好奇问之,宋老说:"我治病求稳,性格所定也,希望你多学习使用虫蚁药,一定会青出于蓝而胜于蓝。"于是我就攻读前贤有关资料,受到很大启发,临证用之,受益匪浅。唐容川在《本草问答》中指出:草木,植物也。动物之功力尤甚于植物。以动物之性本能行,而又有攻性,而较之植物不能行者,其功更有力也。可见动物药功力远优于植物药。吴鞠通认为:食血之虫,飞者,走络入血分,可谓无微不入,无坚不破,所以吴氏常在化瘀通络方剂中加入虫蚁药。叶天士认为:久则邪正混处之间,草木不能见效,当以虫蚁药疏通诸邪。所以叶天士强调痹证迁延不愈,治疗时必须加入虫蚁药。叶氏认为虫蚁药能攻逐邪结,借虫蚁攻逐以攻通邪结。综上所述,不难看出三大前贤对虫蚁药的应用都十分重视，并成共识。下面我就讲一讲几种逐血化瘀关系密切的虫蚁药。

穿山甲：通经下乳，消肿排脓。

【应用与鉴别】

1.用于通经下乳，消肿排脓。穿山甲性专行散，能通经络，所以有通经下乳，消肿排脓的功效。如《妇科大全》穿山甲散：穿山甲、鳖甲、赤芍、大黄、干漆、川芎、当归、桂心、红花。治疗经闭腹痛。古方有涌泉散，即用单味穿山甲为末，以酒送服，治乳汁不通效果甚好。《外科正宗》以仙人活命饮（穿山甲配皂角刺、贝母、归尾、赤芍、乳香、没药、花粉、金银花、防风、白芷、陈皮、生甘草）作煎剂服，治疗一切痈肿，对未成脓者使其消溃，对已成脓者使其速溃，为疡科之常用药。《医宗金鉴》有透脓散，即穿山甲、黄芪、当归、川芎、皂角刺，加水煎服，治疗痈肿诸毒，脓成不能穿破者，服之溃破毒出。我临床常用《医学心悟》的神效瓜蒌散治疗乳痈、乳腺炎；下乳神效汤治疗产后乳汁少或不下。方中都有穿山甲，效果颇著。

2.用于风湿痹证，筋骨拘挛。有通经络、祛风之效。常与当归、川芎、羌活、防风等药同用。我常在疼痛三两三、麻木三两三中用穿山甲。遗憾的是穿山甲现在的药价太贵了，以前我都用10g，效果非常好，现在因为药贵，减到6g，其功效观之大减。

3.穿山甲擅窜，专能行散，通行十二经，载诸药达病所。对诸般疼痛，特别治疗痹证时，应用范围甚广。

【备考】

凡痈疽初起，法当消散，不宜过早应用本品，用之反而妨碍可消的机会。本品能窜经络直达病所，凡痈肿已成，或内已化脓而疮头未溃，脓难外排者，均可应用。为疡科之要药。本品常与皂角刺同用，同用时效果更佳。

今天的课就讲到此。

张炳厚

2015-12-09

各位学子，张氏医门零金碎玉微信小课堂第 20 讲。

虻虫：破血祛瘀，散结消癥，润燥滑肠。

【应用与鉴别】

1.用于破血祛瘀，散结消癥。虻虫入肝经，味苦，主散，故能攻血结，破血逐瘀，散结消癥。主治血滞经闭、癥瘕、积聚、瘀血、仆损瘀血等症。如《伤寒论》抵当丸：虻虫（杵）、水蛭、桃仁、大黄，杵碎为丸，亦可做汤药用。晬时（吃完之后）马上就下血，若不下血，更服（再服）。主治妇女月经不下，经脉俱实者；又治伤寒蓄血，如发狂，健忘，少腹鞕满，小便自利，大便色黑，身体发黄，脉沉而结者。再如《妇人大全良方》地黄通经汤：熟地黄伍虻虫、水蛭、桃仁，主治月经不利或产后瘀阻，脐腹作痛。再如《备急千金要方》用虻虫、牡丹皮为末，酒送服，治疗跌仆瘀血，效果颇著。

2.用于润燥滑肠。主治大便血秘。大便因血瘀而秘者叫血秘。

3.用于外科疮疡未溃之时，用之可使疮疡早溃。

4.虻虫吮血之虫，性又善动，攻遍身血脉的经络，能通九窍，故治疗血痹刺痛或痛有定处者，效果极佳。久病不已入络，出现刺痛的或者痛有定处的叫作血痹。

5.虻虫与水蛭作用相似，功效均为峻猛，为破血祛瘀通经消癥之要药。虻虫峻急而力量短暂。水蛭较虻虫和缓而力量持久。

水蛭：逐恶血，散癥结，通月经。

【应用与鉴别】

1.用于逐恶血，散瘀结，通月经。水蛭性味咸苦平，入肝经血分，具有逐瘀血、散结通经之功，是强有力的破血药。主治血滞经闭、干血成劳、癥瘕积聚、跌仆瘀滞等症。如《伤寒论》抵当汤（见虻虫条，上面刚讲过）治伤寒蓄血证。《医学衷中参西录》有固冲汤：水蛭伍桃仁、莪术、三棱、当归、黄芪、知母，治经闭或产后恶露不尽、癥瘕积聚、干血成劳等症。《济生方》有夺命散：水蛭伍大黄、牵牛研末，温酒调服，治创伤瘀阻、心腹胀痛、大便不通。

2.水蛭最喜欢吸人和其他动物之血，而其性又迟缓，迟缓则生血不伤（即因其迟缓，不影响人体的生血，也不会伤血太快），擅入（它擅于入人体皮肤）坚积而破，借其力以攻积久之滞，自有利而无害也。

3.水蛭又名蚂蟥，居水而潜伏。虻虫又名牛虻，居陆而飞走。临证时医者每每兼用之。一飞一潜，皆吸血之物。虻虫之性飞扬，治血结而病在上者。水蛭之性下趋，治血结而病在下者。二者同用，效果尤彰。我临证治疗痹证每每两者同用。牛虻性飞扬，入气分，向上行；水蛭性下趋，入血分，向下行。一升一降，正符合中医治病升降之大法。

【备考】

活水蛭放在人的皮肤上，吸人之血，可以治中风。我曾经见过也听人说过，活水蛭放在太阳穴内侧或下颌部，吸血治疗面瘫。虽然见过但仿未果（就是没有仿用，也不知道效果如何）。

蟅虫：又名土鳖虫、土元。下瘀血，续折伤，利水道，通月经。

【应用与鉴别】

1.蟅虫味咸，以入血而软坚，是强峻破血祛瘀消癥散结之药。治血滞经闭，癥瘕积聚。《金匮要略》大黄蟅虫丸：大黄、蟅虫、干漆、生地黄、芍药、甘草、黄芩、杏仁、芒硝。共为末，炼蜜为丸，或用水酒煎服，治疗内有干血、腹满经闭、肌肤甲错等症。肌肤甲错是医者治疗瘀血、诊断瘀血是不是干血的依据。我临证常以大黄、蟅虫两味药代表全方加入他方，治疗经闭或各种原因导致的月经不能按时来潮，特别是后衍。用量宜少，一般大黄和䗪虫都用6g，效果甚佳。我还常用把两味药加入《普济本事方》琥珀散中治疗月经后期的、衍期的。又如《金匮要略》下瘀血汤：以蟅虫、大黄、桃仁三味药为末，炼蜜为丸，或用酒水煎剂，治疗产后干血积于脐下，造成脐下腹痛。我小时候常听说，在校实习时也常见到产后诸症，如产后瘀血不下、脐下作痛，而现在见的特别少了，见到的多数是产后风湿痹痛，为什么见那么少了，我还没有很好地考虑。

2.用来主治木舌（舌头发木、感觉迟钝）。如《证治准绳》以虻虫和盐研末，煎汤服用，治疗木舌神效。我没有加过盐，我临床有时候就用䗪虫治疗此病。也常用䗪虫加入其他的方剂治疗重舌（舌头发大、肿硬）。也有人说用䗪虫加入相应的方中，可以治疗口疮、小儿腹痛夜啼。

3. 同类药的鉴别：治瘀血宜用桃仁、红花；治干血宜用干漆、五灵脂；治死血宜用啮虫类，借以吸啮钻透之力以散通气血之滞，如虻虫、水蛭、䗪虫，蜥蜴、蛇类等，以去死血而著名。以上讲的是虫蚁药，这些药都是破血逐瘀的药，常用于内科心系、肺系、脾系、肝系、肾系、风湿痹证、妇科、骨伤科以及肿瘤科，特别是属于良性者，临床应用甚广，用之得当，效果捷佳，又快又好。是中药特色专长之一。希望学子们加深研究，广泛使用。至于全蝎、蜈蚣、白僵蚕、地龙等药放到平肝息风药中讲，它们和上面的虫蚁药还是有区别的。最后还是希望大家多尝试用虫蚁药，临床上你们会尝到甜头的，会大大提高我们的疗效的。

今天的课就讲到此。

止血药

张炳厚

2015-12-16

各位学子，张氏医门零金碎玉微信小课堂第21讲。

凡能制止身体内部和外部出血的药物称为止血药。止血药广泛用于各种出血，但在应用上应随各种出血的原因和并发症状的不同而选择适宜的药物，应当适当地配伍其他药（即中医应用止血药物必须结合出血原因，从因论治才能有效）。如出血属于血热妄行的应与凉血药同用，如《十药神书》的十灰散、《妇人大全良方》的四神丸；出血属于阴虚阳亢的应与养阴养血药同用，如《金匮要略》的胶艾汤；属于气虚不能摄血的应当与补气药同用，如《金匮要略》的黄土汤。总之，既要掌握辨证论治，又需从整体出发。但使用止血药必须注意有无瘀血。如瘀血未尽，一味止血，则会有留瘀之弊。再如出血过多或倒溢而出、虚极欲脱时，使用止血药往往缓不济急，需用补益药以补气固脱，所谓"有形之血不能速生，无形之气所当急固"，用补气药来固摄。因此除一些病情单纯出血或者是外伤出血或急救出血，单独使用止血药外，对于其他的出血证都必须辨证配伍相应的药物而用才能有效果。只有明白以上所讲，使用中药止血药才能有效。中医肾病、尿血者甚多，我临证治疗多根据出血的病因，选用相对应的止血药，观察证明才有效果。此外中医一切文献和许多医者都遵循"黑能制红"，黑就是水，红就是火，即黑是肾，红是心，水能制火，所以用黑来制红能达到止血的目的。中医认为炭药之所以能止血都是依据这个理论。我自己对此理论不太苟同。我认为它同吃什么就能补什么是一样的理论，是值得商榷的，反正我个人不认同。20年以前，有人用西医的药理实验对中药炭药做过研究，据说，研究结果显示中药炭药没有一味有止血作用，这方面还需要中医同仁继续加以研究。在这里，我再重复我的观点：就是用中医止血药时必须经过辨证，找出其出血的原因，再根据原因，结合相关的药来治疗，这样才能取得很好的效果。

下边我讲止血药的第一位药：花蕊石。

花蕊石：止血化瘀，生肌敛口。

【应用与鉴别】

1. 止血化瘀。花蕊石酸涩收敛，质重而性坠，既能止血，又能化瘀。主治吐血、衄血而内有瘀滞。如《医学衷中参西录》有化血丹，即是花蕊石配伍三七、血余炭作散剂服，治吐血、衄血、咯血，兼能理血瘀。再如《十药神书》有花蕊石散，治疗五脏崩损，喷血如斗升，就是吐血很厉害，一升一斗地这样吐血，吐血的量很大，用花蕊石煅存性，研末服，以童便一盅，另入酒一半，女性不用童便而用醋一半，温服，食后调服，能使瘀血化为黄水，然后再以独参汤补之。独参汤我再重新说一遍，以前讲过，用独参汤必须用人参，哪怕是生晒参也一定要用人参，量一定要大，一定要用5钱到1两以上，才称得起独参汤，才能有独参汤的效果。

2. 用于金创出血。刮末敷之（将花蕊石刮末外敷），伤口即可愈合，还不作脓。《太平惠民和剂局方》治疗金刃剑伤，就是刀砍的、剑伤的，煅为末，撒在伤处以止血。道理就是取其酸敛之性而达到收口的目的。

3. 凡有血证不尽因于阴虚者，此药为良剂（即此种情况下多使用花蕊石）。盖不属阴虚而患血逆则有血证，有瘀血以化瘀为主，用花蕊石最有奇效。

4. 花蕊石入肝经血分，因为它能化瘀血成黄水，所以不仅能止金创出血，还能治死胎、胞衣不下、妇人血晕、恶血上薄导致的血晕、目翳（眼睛发红、眼睛充血）。

5. 花蕊石与赤石脂的鉴别：二者皆涩，花蕊石能止血而不使血瘀，化瘀血而不伤新血，是治疗血病中的最良善之药（是最好的药）。

止血药第二个：血余炭。

血余炭：止血散瘀，补阴利尿。

【应用与鉴别】

1. 用于止血化瘀。血余炭有止血作用，适用于吐血、衄血、血痢（即赤白痢）、血淋、崩漏等症，常与其他止血药同用。如《太平圣惠方》治诸窍出血用血余炭配陈棕炭（棕榈炭）、莲蓬炭，为末，木香汤送服。再如《普济方》治便血用血余炭与鸡冠花、侧柏叶，为末，温酒送服，据说有良效。

2. 滋阴利尿。血余炭有滋阴利尿的作用。如《金匮要略》滑石白鱼汤以滑石、白鱼（这个我没有查到其功用，希望学子可以查查）一起用，治疗小便不通。

3. 我常用血余炭治疗血尿，特别是肉眼血尿。因为血余炭性味苦平，故常将血余炭加入治肾、尿中有红细胞或有肉眼血尿的各种方剂中。经过观察，效果都非常好。治疗肉眼血尿我常将血余炭入煎在乙字汤中（乙字汤为日本方剂，组成为当归、黄芩、柴胡、升麻、酒大黄、甘草六味药），把血余炭加入乙字汤中治疗肉眼血尿效果非常好。

4. 血余炭治疗妇人因胃气下泄所造成的阴吹（阴道中如肛门中排气一样吹起叫阴吹）。《金匮要略》中有一方子叫作猪膏发煎，用乱发、猪膏两种药一起煎，煎到头发看不到为药成，再分温两服，据说效果很好。

今天的课就讲到此。

我认为止血药不太好讲，因为止血药都是要辨证求因，根据出血的原因，还要加入别的适当的药味为主，所以方剂中很少有以止血药作为君药的。这些等将来讲方剂时就比现在讲中药要好讲得多了。

张炳厚

2015-12-22

各位学子，张氏医门零金碎玉微信小课堂第22讲。

茜草：凉血止血，祛瘀生新。

【应用与鉴别】

1.茜草色红入血分，生用能活血行血，炒炭能止血祛瘀。如果与乌贼骨同用则止血力量更大，效果尤彰。

2.适用于血热的吐血、便血、衄血、血痢（赤白痢、红痢）及崩漏下血等症。如《医学衷中参西录》中有固冲汤：它与强壮的收敛药龙骨、牡蛎再加白芍、乌贼骨、白术、黄芪、山萸肉、陈棕炭、五味子配伍，可治疗冲任损伤的血崩属于虚证者。再如《证治准绳》有茜根散：与清热泻火的地榆、黄芩、黄连、栀子、犀角（用代用品）、生地黄、当归等配伍，治疗血痢效果甚佳。

3.茜草还有活血行血化瘀的作用，可以治疗血滞经闭。《本草纲目》记载有茜草根，茜草根通经脉，治骨节风痛，活血行血，所以治上述疾病。

4.茜草根既能止血，又能行血化瘀，故无瘀血者不能用。

5.《日华子本草》里边说，茜草能治血尿。茜草性味苦寒，所以我治疗肾病血尿或尿血时不论是心火下移小肠，还是下焦实热，还是因肾阴虚下焦湿热者，均常用茜草根。

又：与鬼箭羽同用，或与乌贼骨同用，效果甚佳。

6.茜草根的止血方法：用于气虚补气统血，用于引血归经，用于以黑治红，有止血热妄行的作用。

第四味药：伏龙肝（即灶心土）

伏龙肝：温中涩血，温中和胃止呕。

【应用与鉴别】

1.用于止血。伏龙肝温中摄血，主治虚寒性出血证，每随出血的部位不同而异其配伍。如治大便下血，先便后血，以伏龙肝配干地黄、阿胶、黄芩、白术、附子，上方即为《金匮要略》的黄土汤。对于妇女漏血者，用伏龙肝与阿胶、甘草等同用。用于吐血、衄血者，伏龙肝多与米泔水、蜂蜜同用。

2.脾为统血之脏，脾气虚寒，不能统血，导致血溢于外、血溢于下者，则便血、尿血；血溢于上者，则吐血、衄血，用伏龙肝甚为有效，用黄土汤效果更佳。我临证治疗肾病、尿血、血尿，在相应的方剂中常加入伏龙肝。如果遇到脾胃虚寒为主症的尿血、血尿或便血，我必选用黄土汤。治疗妇女崩漏属于阳气虚者我也每每首选《金匮要略》的黄土汤，在临证上受益匪浅。

3.用于温中和胃止呕，如《百一选方》治疗反胃、吐食即用单味灶心土（用陈旧的灶心土为末），米泔水送服三钱（即现在10g），服后则止，也可作为汤剂服。我临床治疗妊娠恶阻、呕吐不食，证属虚寒者，也多用伏龙肝，效果甚佳。

4.伏龙肝止血止呕证属于虚寒者，故热证呕吐、阴虚的吐血绝非所宜。

【备考】

伏龙肝为烧柴草炉中之土，入汤剂包煎，城市中无此物，可用碎瓦片先烧红，加水再煮，去瓦，取水代之。

我临床应用伏龙肝，对于自己煎者，要求先煎伏龙肝20~30分钟，端下来，让它沉淀，撇上边的水煎药。对于代煎者要求用棉布包入煎剂。

第五个我讲三七。

三七：止血行血，消肿定痛。

【应用与鉴别】

1.用于止血行血。三七为止血之要药，也能行血散瘀，主治人体内外各部分的出血和金创跌仆瘀滞疼痛等症。如《濒湖集简方》用单味三七研面（即现在三七面），用米汤水送服，治吐血、衄血、便血、血痢以及妇人的崩漏、产后失血过多，效果甚好。再如《医学衷中参西录》有化血丹，即是以三七同花蕊石、血余炭为末吞服，治疗吐血、衄血、二便下血。

2.定痛消肿。因为三七能止血散血定痛，所以对金创剑伤跌仆棍伤出血不止者，嚼烂敷于伤处或研为末撒在伤口上，其血自止。三七面又能活血所以能够消肿定痛。

3.世人仅知道功能止血止痛，殊不知还有因为瘀血而痛者。功能出血如气虚、气不统血、血热妄行，还有一种就是因为血瘀而痛者，血得以敷散，散而痛止。三七性味苦温，能入血分，化其血瘀，所以能止痛。许多风湿痹证、伤科、骨伤科的患者多用三七，即取其化瘀止痛也。

4.三七叶可治肠痈、脏腑瘀血、金刃损伤。生研末，用酒加童便送服。又治恶血疥疮，用盐研碎服之。我临床每每多用三七，但我在临床用三七多是通过其化瘀以止痛作用。用三七止血者我临床用得很少。

【备考】

1.三七止血，能治失血，合疮，如漆粘合，为金刃剑伤之要药。凡杖仆损伤，瘀血淋漓者，随即嚼烂外敷之或用叶子搓之，局部的青肿立刻就消。

2.现在三七绝大多数都是栽培，种类甚多，以云南、广西所产者，苦多甘少为良。其形如参（像人参），故又叫参三七或者叫三七参。

截止到现在，我的理血药就讲这些，有的该讲的没讲，我放在下面的理血药结语中讲。

【理血药结语】

我所讲解的部分理血药分为和血、破血、止血三类。由于各药的特性不同，虽同属一类药物，临床应用也各有区别。和血药中益母草行血兼能调血，药性平稳，为妇女调经常用之要药。茺蔚子为益母草之子，同时经常和益母草同用，活血之外还有养肝明目之功。泽兰走血分，行瘀血，又兼走气分而消肿，所以医者不少人在利尿方剂中常用泽兰、益母草取其活血利尿之效。延胡索和川芎都为血中之气药。但延胡索偏走下焦，妇人行经腹痛多用之，其他如内科胃脘痛、腹胁痛者用之也很有效，腰以下诸痹证也可用之。川芎偏于走上焦，多用于感冒风寒所致的头疼。

蒲黄及五灵脂均行血又行气，生用活血，炒用止血，但蒲黄性较平和，对体虚的血证患者最为适宜，并能外用。五灵脂行血力较大，可以祛干血。破血药中，红花及活血药中的苏木均轻用则活血，重用则破血。但苏木属木，能除固定性的血瘀；红花为花，专破散在性的瘀血。桃仁破血化瘀，性和缓而纯，能治局部的瘀血；红花能祛全身之瘀血，兼有润肠作用。干漆可破久瘀的癥块。水蛭、虻虫、䗪虫破血力最大，能破癥块瘀血，化死血，其中虻虫性最刚猛，服后注意别导致暴泄。䗪虫兼能续骨折、利水道。止血药中的血余炭、墨、百草霜均色黑，黑能胜红，故可止血，但均是治标。墨可以内服或外敷，血余炭能利水道。这个墨我在临床上常用，但是我准备材料时没找到像我讲别的那么详细的材料，所以不特别讲了。百草霜兼能消化积滞。棕榈、仙鹤草、花蕊石、白及均性涩而止血。棕榈用于久出血。花蕊石止血又能祛瘀，为血中之要药。仙鹤草用于暴出血。白及止血补肺，专治肺部的出血。茜草、地榆均为苦寒，能治血热妄行之出血，地榆对下焦出血更佳。三七冲服或外用为止血行瘀之上品，与刘寄奴均为金疮要药。伏龙肝温中摄血，治气虚气不摄血所造成的血液外溢。椿根白皮燥湿清热，能治妇女带下崩漏，我在临床上用椿根白皮配生侧柏叶治疗黄带堪称一绝。乌贼骨止血凝血，多外用。血竭功兼止血补血破血，一药而三擅长。

　　今天的课就讲到这儿。

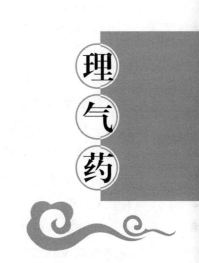

理气药

调气药

张炳厚

2015-12-29

各位学子，张氏医门零金碎玉微信小课堂第 23 讲。

凡能调理气分、舒畅气机的药物，均称为理气药。人身的一切活动无不依赖于气的推动。人体正气源出于中焦，总统于肺（即肺主全身之气），外护于表，内行于里，升降出入，周流不息，充养全身，一旦运行失常，就会产生各种疾病。

气分病不外乎气滞、气虚两类。气虚者需要补气，补气药物列入补养药物中，凡气的流通不畅，逆流或停滞称为气滞，故本篇主要叙述治疗气滞的药物。内伤七情、寒暖不适、食积、外感六淫、痰饮及瘀血等均可阻滞气机通畅，所以治疗气滞必须根据不同的病因予以不同的治疗。本篇所述理气药主要为治疗有关气分本身病变的药物，至于因外感六淫引起的气滞治疗主要在于解表，因痰饮或瘀血引起的气滞治疗主要针对祛痰、祛瘀，均在有关章节中介绍，本章不再重复。

由于气机流通不畅，有逆流或者停滞的不同，气滞的部位与脏腑不同，气滞的程度不同，表现的症状多种多样。一般而言，气滞轻者为满，稍重者为胀，再重者则痛，严重者可结成痞块，如心下痞。由于气滞而致的气机升降失调即可产生气逆，气逆轻者为上气，重者为气逆。肺气上逆可导致咳喘；胃气上逆可导致呕吐、嗳噫、呃哕等；肾气上逆亦可导致咳喘；由于七情引起的肝气横逆，可导致胸胁脘腹闷胀或窜痛；肝气横逆犯胃则可导致脘闷呕吐胃失和降；肝气犯脾可致腹胀泄泻脾失健运等，气滞累及于血分可以产生血瘀。

根据上述不同病变，本章理气药物主要分为三大类：气滞轻者需调和，流通不畅者需行气，肝气郁滞者需疏肝等，统称为调气药；气聚而成痞块则又需要强有力的攻气药称为破气药；气逆需要降气，统称为降气药。

理气类药物大多为辛温香燥之品，有发散解郁、顺气宽中、行气止痛等功效。气滞达到一定程度即可产生疼痛，故气顺则疼痛亦随之消失。但辛温香燥之品易于耗气伤阴，气有余便是火，热能伤阴，热也能伤气，凡气虚、阴虚患者均需慎用。慎用不等于不能用，有时可以轻用，对于气虚者可以配合补气药，对于阴虚者可以配合补阴药，不能死板。

下面首先讲调气药。

木香：健脾解寒，调气止痛。

【应用与鉴别】

1. 用于行气止痛。木香辛香而散，长于行脾胃之气滞，故凡消化不良、食欲减退、腹满胀痛等症用之皆有效。如

《简便方》治一切走注气痛不和，单用广木香温水磨浓汁，入药，酒调服，有行气止痛之功。又如《证治准绳》匀气散，治疗消化不良之证，木香配伍青皮、山楂，为健脾胃、助消化的药物。

2. 用于调胃解寒。木香苦温而燥，专泻决胸腹间的滞寒冷气。如《医学发明》有天台乌药散，以木香、乌药辛温香窜以行气导滞为君药，配伍小茴香、青皮、高良姜、槟榔、川楝子、巴豆，行气疏导散寒止痛，治疗小腹疝气，小腹牵掣睾丸疼痛，因寒凝气滞导致者均可治疗。

3. 木香通利三焦。《本草纲目》有木香为三焦气分之药，能升降诸气。诸气膹郁，皆属于肺（病机十九条），故上焦气滞用之者，乃金（肺）郁则泻之也；中气不运皆属于脾，故中焦气滞宜之者，大肠气滞则后重，膀胱气不化而癃淋，肝气郁则痛，故下焦气滞者均可用之，这些下焦病都因为塞滞不通也。故这些下焦气滞者用之都有效，为什么呢？塞者通之也。如《济生方》实脾饮中之木香即为行气导水使气行湿化。我临证治疗阴水时常用木香来导气行水，理气利尿。又云："凡理气药只生用……若实大肠，宜面煨熟用。"

4. 用于痢疾泄泻。如《兵部手集方》有香连丸，即黄连伍木香。用黄连之苦以胜湿，用黄连之寒以胜热，木香行气以和脾，共奏湿化热清、气行滞去之功效，以治疗湿热痢疾、腹痛、里急后重。若用于止泻当用煨木香。

5. 木香以广东进口者为良，叫作广木香，香气触鼻而不燥烈。产于四川者叫川木香，与广木香近似，但气不香，味不厚。有人称马兜铃根为青木香，各地自产的叫土木香，不仅不能调气，反而用来能够耗气助火，请大家临床认真区别。

【备考】

木香气味俱厚，能宣散上下一切寒凝气滞。方药中有木香一味，煎煮时香满全屋。其功用皆在于气，能升能降。用于滋补药中能疏通其气，以免滋腻、停滞，滞而不灵，故归脾汤中有木香就是取此作用。用于苦寒药中能调畅气机，故香连丸中用木香。

香附：理气解郁，调经止痛。

【应用与鉴别】

1.用于理气解郁。香附以疏理肝气郁滞而见长。治疗因肝气不舒、情志抑郁而引起的消化不良、呕吐吞酸、胃脘痞闷、胁胀腹痛等病证，如朱丹溪的越鞠丸以香附伍苍术、川芎、栀子、神曲为方，香附为主药，开郁散滞，治疗气、血、痰、火、湿、食诸郁（此为六郁）所致的上症。如白飞霞的《方外奇方》独步散，治疗寒凝气滞的胃脘痛，香附与高良姜同用，以气为主者香附用二钱，高良姜用一钱，以寒为主者高良姜用二钱，香附用一钱。气、寒无明显偏重者，二药用各等份。此方配伍甚佳，我临证常用取得良效，只不过我用药的剂量都是 10g 比 6g。比如说以寒为主的，我高良姜用 10g，香附用 6g。以气为主的，我香附用 10g，高良姜用 6g。临床效果非常好。个别证重的，比如说以气为主的，我可以香附用 20g，高良姜用 10g。单用独步散我用的很少，都是合在其他方剂中用。大家注意《良方集腋》这本书有良附丸，药味组成和独步散相似，作为丸药以米饮汤加入生姜汁、盐一撮，良附丸以高良姜为君药，功用疏肝行气，散寒止痛，主治胃脘疼痛、胸闷不舒，证属胃有寒凝，寒凝气滞，不通而痛者，有别于独步散。

2.用于调经止痛。对月经不调、痛经者可单用香附。更多的医者与其他的活血调经药同用。如《仁斋直指方》这本书有艾附暖宫丸，以艾叶、香附伍吴茱萸、川芎、白芍、黄芪、当归、川断、生地黄、官桂为方，治疗妇人子宫虚冷、带下白淫、肢冷倦怠、经脉不调、肚腹作痛、久不受孕，特别是久不受孕要考虑用这个方子。我临证治疗冲任虚寒、寒凝血滞之痛经常在"本事琥珀散"中加入艾叶、香附，虽然只加两味，实为艾附暖宫丸和本事琥珀散的合方，效果如神助。如《瑞竹堂方》这本书有四制香附丸，治疗妇人月经不调，将香附分为四份，分别做不同的炮制，做什么炮制呢？一用盐制，二用醋制，三用酒制，四用童便浸泡，制成丸药混在一起而服用。若气虚者与四君子汤并用；血虚者与四物汤合用。李东垣的艾煎丸以香附配当归、艾叶，用于月经不调、气血刺痛等症，调经与止痛的功效都为之增强。

3.《本草纲目》云：香附"利三焦，解六郁，消饮食积聚，痰积痞块，跗肿腹胀，脚气，止心腹、肢体、头目、齿耳诸痛……妇人崩漏带下、月经不调，胎前产后诸病"。又云：香附之气平而不寒，香而能窜，其味多辛能散，微苦能降，微甘能和，乃足厥阴肝及手少阳三焦气分的要药，而兼通十二经气分，生用则上行胸腹、外达皮肤，熟用则下走肝肾、外彻腰足，炒黑用则止血，得童便（浸泡用）则入血分而补虚，用盐水煨炒则入血分而润燥，青盐炒则补肾气，酒浸炒则行经络，醋浸炒则消积聚，姜汁炒则化痰饮。

4. 香附得参、术则补气，得归、芍则补血，得木香则疏滞和中，得檀香则理气醒脾，得沉香则升降诸气，得川芎、苍术则总解除诸郁，得栀子、黄连则降火热，得茯神而交济心肾，得小茴香、补骨脂则引气归原，得厚朴、半夏则决壅消胀，得紫苏、葱白则解散邪气，得三棱、莪术则消磨积块，得艾叶则治血气、暖子宫，乃气病之总司，为妇科之主帅也。上讲应用与鉴别的第 3 和第 4 条希望大家反复地听，多听两遍，对临床一定会有好处的。

5. 香附辛味甚烈，香气颇浓，且以气用事，故专治气结为病。

6. 木香与香附皆是香气浓厚之药，但木香偏于调胃气，香附偏于调理肝气，郁肝结，同中也有小异。

香附之气，平而不寒，香而不窜，治一切气滞，对妇女肝气郁结引起的诸病都适宜。生香附轻清，其气向上，上至胸膈，外达肌肤；制香附重浊，其气向下，下走肝肾，外彻腰足，皆以气用事，治气结为病。

【备考】

香附是血中之气药，气郁则血凝，气顺则血随之而和畅，和畅则通，通则痛止证除。

理气药在中药中非常重要，临床应用颇广，希望大家认真学习。今天的课就讲到此。

张炳厚

2016-01-12

各位学子，张氏医门零金碎玉微信小课堂第24讲。

调气药第三味：缩砂仁。

缩砂仁：调中行气消食，温脾止泻。

【应用与鉴别】

1.用于调中行气消食。缩砂仁气香性温，能醒脾调胃，快气宽中，对脾胃气滞或气虚所导致的各种症状均适用。如张洁古的香砂枳术丸，本方以砂仁配伍木香、枳实、白术组成，破气滞，消宿食，开胃进食，此为偏于气滞的用法。再如《太平惠民和剂局方》的香砂六君子汤，以砂仁配伍木香、人参、白术、茯苓、半夏、陈皮、甘草组成，健脾醒胃，主治气滞痰饮呕吐痞闷等症，这是治疗偏于气虚证的用法。

2.用于温脾止泻。治疗脾胃虚弱、清阳下陷而冷滑下利不禁者。如《药性论》方以砂仁配伍干姜、羊肝以温中散寒，升阳止利。若见阳气衰微，腹胀下利，则前方去羊肝，加附子以回阳，加厚朴、陈皮以温中行气。此方是出自《药性论》的方子。

3.用于安胎。砂仁和中行气，止痛安胎，若与白术、桑寄生、川断合用效果更佳。气逆呕吐不食、胎动不安者用缩砂仁不拘多少，在新瓦上炒香熟为末，姜汁和米汤送下。

4.砂仁因产地不同，处方用名亦不一样。产于越南的叫作缩砂仁；产于广东阳春的叫阳春砂仁，也叫广砂仁；产于广西者叫西砂仁。其中以缩砂仁肉紫黑，嚼之辛香微辣，为最道地。阳春砂仁性味较薄。西砂仁香味最淡，性也偏燥。砂仁壳与砂仁相同，但温性略减，力较薄弱。砂仁花降肺气，治喘咳尤良。砂仁顺气散寒力量大，胃寒呕吐用之最相宜。砂仁壳醒胃理气作用强，肝胆胃弱者最宜之。

第四个药讲厚朴。

厚朴：燥湿健脾，下气平喘。

【应用与鉴别】

1.用于燥湿健脾。厚朴味苦下气，性温行散，能燥脾之湿，除胃之滞气，故能散满除胀，主治湿困中焦、气滞不利所导致的胃脘闷、腹胀或腰痛等症。如《太平圣惠方》以姜汁制厚朴（即现在的姜厚朴）治疗心胸闷，饮食不下。《伤寒论》厚朴生姜甘草人参汤用于发汗后腹胀满者，这是对于证候属虚者的用法。《金匮要略》厚朴三物汤，以厚朴配伍枳实、大黄组成，用于腹胀痛而大便秘者，这是对于实证的用法。我自拟的三花饮，以厚朴配伍玫瑰花、萼梅花、佛手花、陈皮、半夏、茯苓等组成，重用厚朴15g以上，治疗梅核气可谓效如桴鼓。

2.用于脾胃不和，不思饮食，脘腹胀满，呕吐，腹泻，上腹部痞满，腹痛等症。如《太平惠民和剂局方》平胃散以姜厚朴配伍陈皮、苍术、甘草组成，本方燥湿健脾，以辛香燥湿，去其湿气，理其脾胃，使中运得复，故能治疗上述诸症。

3.用于下气平喘。厚朴有下气降逆之功，所以能平定喘息。如《伤寒论》对桂枝汤证如出现喘息者，在桂枝汤中另加入厚朴、杏仁两味。我临床治寒性喘息或肺气胀满、疼而喘咳者，每每加入厚朴，并重用15g以上，观察效果甚良。

4.厚朴花为厚朴干燥的花朵，取其花朵完整而未开放者，色棕红，气香浓，味辣者为佳。性味用量同厚朴。功能宽中理气，开郁化湿。临床用以治疗胸闷不适常配伍其他芳香健胃药物同用，如玫瑰花、佛手花。

5.厚朴温中焦、下焦之气，偏于肠胃。厚朴花理上焦之气，偏于肺经。枳实、枳壳和厚朴均治气结气滞，但枳实枳壳偏于破气，消导力大，适用于实证；厚朴偏于行气，调和力大，对实证或虚中夹实之证均可使用。

【备考】

厚朴以皮厚色泽多润者为佳，皮薄而白者不堪入药。

第五味调气药：白豆蔻。

白豆蔻：下气止呕，温中化湿。

【应用与鉴别】

1.用于下气止呕。白豆蔻辛而行气，温而暖土，所以对脾胃虚寒，气逆于上，胸腹满闷，不思饮食，反胃呕吐等症均有特效。如《济生方》白豆蔻配伍砂仁、丁香、陈米、生姜等药并用治疗上症。再如《肘后备急方》用单味白豆蔻治疗恶阻恶心欲吐。《沈氏尊生书》方白豆蔻汤以白豆蔻、藿香、半夏、陈皮、生姜水煎服治疗呕吐，据说有神效。若治小孩胃寒吐乳，以白豆蔻配伍砂仁、甘草同用，这方子出自《世医得效方》。

2. 用于温中化湿。白豆蔻其气芳香温煦，能和胃以化浊，在湿温病中凡胸闷不饥，舌苔浊腻者均可选用白豆蔻。如热胜可配黄芩、连翘、竹叶等，湿胜可配滑石、通草、茯苓、生薏苡仁、半夏之属，这些配伍都是根据三仁汤、黄芩滑石汤、薏苡竹叶汤这些方子来的。这一段告诉我们大家白豆蔻常用于温病中，特别是湿温病用之非常广泛。

3. 白豆蔻与缩砂仁之性味功用相类似，但白豆蔻有一种清爽之气，隐隐然沁入心脾，偏于先升后降。缩砂仁有特异性，长于沉泻下降，而微温升，有人说砂仁先降后升。二者升降各臻其妙。白豆蔻辛温气香，色白入肺，理上焦寒邪是其特长。白豆蔻壳得蔻仁余气，性较缓和，脾胃稍有郁滞者，用之有宽胸理气和胃的作用。附：白豆蔻去壳存仁打碎，这是白豆蔻。也有仁和壳同用或单用壳者。豆蔻花功用同豆蔻相同，但温性略减，力也较弱，均为治寒温气滞，脘腹胀闷，胃呆呕吐等症的良药。我没有单用过白豆蔻壳和白豆蔻花，在此讲述，望大家今后临床应用。据记载，白豆蔻花、白豆蔻壳对于不思饮食这个症状特别有效，所以在此介绍给大家，希望大家临证时注意观察。

今天的课就讲到此。

张炳厚

2016-01-26

各位学子，张氏医门零金碎玉微信小课堂第25讲。

调气药第六味：藿香。

藿香：和中止呕，芳香化湿，解暑辟浊。

【应用与鉴别】

1.用于和中止呕。藿香能宽中快气，故能治疗湿阻中焦、胃气失降的呕吐，胃寒停饮的呕吐等症。如《太平惠民和剂局方》藿香半夏汤以藿香配伍丁香、半夏，而藿香得半夏止呕力量增强。藿香配伍砂仁、香附、甘草，治疗孕妇因胎动不安引起的呕吐、吐酸水等症都有奇效。

2.用于芳香化浊。对脾湿郁滞、中气不运所导致的脘腹闷、懒言、懒食有芳香健脾之功，如与行气化湿药同用其效更佳。如《太平惠民和剂局方》不换金正气散，以藿香配伍苍术、陈皮、厚朴、甘草、半夏曲成方，正治上述所谈之症。若治疗脾胃不和、痰湿阻滞，中虚不能运化水谷者亦可使用藿香，但需与补脾益气药并用。如钱氏七味白术散，方剂组成：人参、茯苓、白术、藿香、木香、甘草、葛根。治疗脾胃有虚、呕吐泄泻、渴欲饮水等症，都是取藿香能醒脾除湿之效。

3.用于解暑辟浊。治疗暑湿病，湿郁三焦，发热倦怠，脘闷腹胀，大便不爽或作吐泻，可用叶天士的甘露消毒丹，即以藿香配伍滑石、茵陈、黄芩、石菖蒲、贝母、木通、射干、连翘、薄荷、白豆蔻、甘草共为细末，神曲糊丸而成。若治中恶或痧胀、心腹绞痛或吐泻交作等症，可用《太平惠民和剂局方》藿香正气散，即藿香、大腹皮、白芷、茯苓、紫苏、陈皮、白术、厚朴、桔梗、半夏、甘草，这就是平时讲的藿香正气散或藿香正气汤。本方也治外感风寒，内伤湿滞，寒热头痛，胸膈满闷，即伤冷、伤湿、疟疾、霍乱吐泻，用藿香不仅能醒脾解暑湿，尤以其能辟恶化浊力量最强。

4. 我临证不论用何方治疗何病，只要病人反应不思饮食者，我必先看舌诊，以舌诊为药，只要舌苔滑润或浊垢，我必加藿香10~15g，更甚者则与佩兰同用，多取良效。

5. 藿香芳香而不嫌其猛烈，温煦而不偏于燥热，能祛除阴霾湿邪而助脾胃正气，为湿困脾阳，倦怠无力，饮食不馨，舌苔浊垢者为最捷佳之药。

6. 对上焦燥热，饮酒后口臭者，用藿香煎汤漱口有奇效。

7. 广藿香芳香气较厚，有燥气，偏于散湿；鲜藿香芳香之气较薄，没有燥气，偏于化湿。藿香、紫苏性味功用大致相似，但紫苏色紫，能行血分，行血力量强；藿香之香过于紫苏，理气之功更为甚。紫苏宣肺气而发散力大；而藿香理胃气而辟秽力强。藿香与佩兰均属气味芬香，能化暑湿秽浊不正之气，为暑令常同用之要药。但藿香辛温能开泻中焦而止呕吐的作用强，佩兰对凡湿热导致的口中黏腻不爽、吐浊涎沫者最有良效。

下边讲调气药的第七味：香橼。

香橼：理气止痛，健脾消痰。

【应用与鉴别】

1.用于肝气不舒、脾气壅滞所导致的胸腹痞满、胁肋胀痛、呕吐、嗳气、少食，常配伍香附子、白豆蔻、厚朴花等药以增强药效。我自拟方剂冠心六号治疗冠心病、心绞痛、心梗时，加用香橼治疗心胸痞满，多年验证，效果甚佳。

2.用于健脾消痰止咳，治疗痰气咳嗽，常与半夏、茯苓、生姜等药同用。

3.用于治疗水臌、食臌、气臌。如验方香橼丸，以香橼、莱菔子、香附、陈皮、京三棱、蓬莪术、泽泻、茯苓、山楂、青皮共研细末，神曲糊丸，如豌豆粒大，米汤送下。

4.香橼治疗咳嗽气壅、口淡不食、胃脘作痛、胸膈闷胀、嗳气呕吐等症。

5.佛手与香橼均为理气畅中之品，但都是以气用事。佛手偏治肝胃之气不和，气横逆于中；香橼治心肺脾之气不舒，气膹郁于上。

【备考】

香橼即是形圆大于橘子而香。

下边我们讲理气药的第八味合欢。

合欢：分合欢花和合欢皮。合欢花：安神解郁。合欢皮：活血消肿止痛。

【应用与鉴别】

1.用于安神解郁，治疗虚烦不安、愤怒、忧郁、健忘、失眠等症多用花，单用即有效，在复方中常与白芍、柏子仁、龙齿、琥珀粉等药合用，效果更佳。因合欢花性味甘平，所以我临证治疗各种失眠，凡兼有抑郁症或焦虑症者都在所用方剂中加入合欢花 15~20g，观察效果十分显著。

2. 用于活血消肿止痛多用合欢皮。尤其治疗肺痈、骨折等症，如《独行方》单用合欢皮一味煎服，治疗肺痈吐浊、心胸甲错等症。如《是斋百一选方》合欢皮散，即合欢皮去粗（即去外边的粗皮），炒黑色，配伍芥菜籽，共研细末，温酒睡前服，并用药渣外敷患处，接骨效果好。上方合欢皮散再加入冬白薇，效果就会更好。

3. 合欢花、皮合用治疗心气躁急、肝郁多忧之胸胁闷胀，情志不遂，终日愁眉不展，又治折伤疼痛，为舒畅肝气最平妥之药。对气虚兼肝气郁滞者最相适宜。

4. 合欢皮性味甘平，服之能入脾补阴，入心缓气，令五脏安和，神气自爽。和阿胶煎汤治疗肺痿吐血。然本品气缓力微，必重用久服方有补益怡悦心志之效。

今天的课就讲到此。

张炳厚

2016-02-16

各位学子，张氏医门零金碎玉微信小课堂第 26 讲。

调气药第九个：郁金。

郁金：行气解郁，凉血破瘀。

【应用与鉴别】

1. 用于血凝气滞。郁金辛能行散，既能理气，又能行血，所以能治血凝气滞所引起的胸腹疼痛、胁肋胀痛等症，还能治痛经。郁金凉血破瘀止痛，行气解郁。如《傅青主女科》有个方剂叫宣郁通经汤，即郁金配伍柴胡、白芍、当归、丹皮、香附、黄芩、栀子、白芥子治疗经前腹痛，亦可用于肝胃气滞、胃脘胁肋疼痛、少腹胀痛，也就是肝胃合病。现在我们剖析一下《傅青主女科》的宣郁通经汤。你看它的配伍上，郁金配什么呀？第一个白芍、当归、柴胡、丹皮、栀子，有这几个药，是什么方子呀？大家一看，就不难理解，这就是加味逍遥散。所以以前我讲过很多妇科大夫都应用加味逍遥散通治各种妇科病。再解释说治肝胃气病，又叫肝脾合病或者是肝胃合病，怎么讲呢，就是肝和胃同时合病，叫肝胃不和。再解释一下，什么叫作肝胃合病呢？就是肝克胃土，主要造成胃气不降的症状，如我常用的爽胃饮。什么叫作肝脾同病呢？叫肝克脾土，主要影响脾的升，什么代表方剂呢？逍遥散。还有肝阴虚、脾阴虚，这样造成的病，都是阴虚的症状，什么方剂呢？
一贯煎。

2.用于湿温痰浊蒙蔽心窍。郁金辛散苦降，寒能清热，所以能治湿温痰浊蒙蔽心窍、热陷心包，出现胸部痞闷，甚则神志不清等病证。如《温病条辨》有一个方子叫三香汤，以郁金配伍降香、香豉、栀子、枳壳、桔梗，能化浊开郁，对神志不清的还可以配伍芳香开窍药，如菖蒲、麝香、冰片等。

3.用于吐血、衄血、尿血、血淋、倒经。郁金性寒清热，味苦能降泄，入肝经血分，故有凉血降气止血之功。多与生地黄、丹皮、山栀等凉血止血药同用。郁金行气解郁，凉血破瘀，治吐血、衄血、妇人经血逆行（即倒经）、痘毒入心。

4.用于惊悸、癫狂、痰热蒙蔽心窍。郁金有解郁清心之功，多与生地黄、丹皮、山栀等凉血止血药同用。如《经验方》有个方剂叫白金丸，白就是白矾，金就是郁金，以郁金配白矾，可治惊痫、癫狂等症。这个方子我在临床上经常配着其他方子一块用，凡跟我临诊的人都不陌生。

5.郁金是清气化痰、散瘀血之药，其性清扬，能散郁滞，顺逆气，上达高巅，善行下焦，心肺、肝胃、气、血、火、痰，各种郁证，郁遏不行，用此皆有效，是治疗胸脘膈痛、胁肋胀满、肚腹攻痛、不思饮食等症之要药。

6.郁金是气中之血药。其治诸血证者，正所谓"血之上行，皆属内热火炎"。郁金能降气，气降则火降，而其性又入血分，故能下降火气，使血不妄行。

7. 现在常用郁金与茵陈、山栀同用，治疗黄疸也有一定效果。

8. 川郁金形状是扁的，切片颜色老黄，接近于黑色，中心则紫，行血之气胜于理气，所以说川郁金是血中之气药；而广郁金形状圆，切片色嫩黄，接近白色，中心略深，亦黄而不紫，理气之力胜于行血。所以有人说广郁金是气中之血药，川郁金是血中之气药。郁金在本草诸书中，有的把它放到理气药中，也有的把它放到理血药中，为什么呢？就因为广郁金是气中之血药，川郁金是血中之气药故也。不论川、广郁金，其质皆沉重，其气极微，气味极微，嗅之没有什么香味。如果遇到饮片色深香烈而形体较大者，那是姜黄。

破气药

张炳厚

2016-02-16

各位学子，张氏医门零金碎玉微信小课堂第 27 讲。

下边我们讲理气药中的第二部分，叫破气药。什么叫作破气药呢？气滞重者导致气聚，气聚而成痞块则需强力的攻气药，这类强力的攻气药就叫作破气药。

下面我们讲破气药的枳实和枳壳。

枳实：破气化痰，散积除痞。

【应用与鉴别】

1. 用于破气化痰以通痞塞。治疗脾虚不能运化水湿痰饮而产生的心下痞硬。枳实多与健脾药同用。如《金匮要略》有枳术汤，就是枳实配伍白术，治疗心下痞硬，大如盘，边如旋盘，水饮所致的症状。张洁古的是枳术丸，《金匮要略》是枳术汤。张洁古有一方子叫枳术丸，就是把《金匮要略》的枳术汤变成丸剂，用于消痞除痰，健脾祛湿，若因寒凝气滞而见胃痛气塞，则与温中散寒理气药同用。治疗寒凝气滞、胃痛气塞用的方子是什么呢？那是《金匮要略》的橘枳生姜汤（橘皮枳实生姜汤），即枳实配伍橘皮、生姜治疗胸痹，胸中气塞，短气之症。若湿热积滞而症见里急后重者，宜与消导药同用，如李东垣的枳实导滞丸，即用枳实配伍白术、黄连、大黄、神曲、泽泻，治疗积滞泻痢、胸闷、腹痛。我自拟的泻痢小方会，就是用葛根芩连汤、枳术汤、白头翁汤合剂，治疗湿热痢疾可谓神效。

2. 用于阳明暑湿，水结在胸。如《温病条辨》小陷胸加枳实汤，就是由黄连、枳实、瓜蒌、半夏组成方。若因伤寒结胸，体虚不受攻，诸吐利后见胸痞欲绝者，则用枳实理中汤，即枳实、茯苓、人参、白术、干姜、甘草，此方去掉枳实就是理中丸，为枳实与理中益气药配成方。小陷胸枳实汤为枳实与苦泻寒凉药配伍而成的方剂。

3. 枳实生用峻烈，麸炒略缓。

4. 枳实枳壳功用性味相同。魏晋以后，始有实壳之分。枳实为未成熟者，形小皮厚，中实而气全，其性急，善于下达。枳壳是已成熟者，形大皮薄，中虚而气散，其性缓，专治高，气在高（上边）。气在胸中则用枳壳，气在胸以下则用枳实。气滞者用枳壳，气坚者用枳实，其主破气是也。

附：枳壳。

枳壳性味、归经、功能、主治与枳实相同而作用较缓。如《普济本事方》枳壳散，治疗消化不良，胸膈痞结胀闷或胸部胀痛等症，就是枳壳配伍白术、香附、槟榔等药为末。又如《医学入门》枳橘丸治疗胸膈痞气，即《金匮要略》的橘枳生姜汤以枳壳换枳实，行滞的力量较缓。

【备考】

仲景治胸痹痞满以枳实为主药。后世治大肠秘塞时，又与枳壳通用。可见二者分之固可，不分也无妨。我临证时以大便秘否为标准，秘者用枳实，不秘者用枳壳。我常在四逆散、温胆汤、血府逐瘀汤中鉴别使用，什么时候用枳壳，什么时候用枳实，像上边所讲，以大便是否秘结为准。秘的就用枳实，大便不秘的就用枳壳。

青皮：疏肝破气，散积化滞。

【应用与鉴别】

1. 用于疏肝破气。青皮辛散，苦降温通，故有疏肝破气止痛之功。主治胁肋间疼痛、乳病疼痛等病证。如胁肋疼痛因肝气不舒者，青皮每与柴胡、鳖甲、香附、郁金等药配伍。若痰饮咳嗽、胁肋疼痛者，多与白芥子配合。丹溪治妇女久积忧郁而生乳癌，单用青皮，时时煎煮。以上所用的青皮都是用醋炒，用醋炒能入肝，所以能增加疗效。

2. 用于散积化滞。青皮健脾之力逊于陈皮，而行气散积化滞之功则尤甚。多用于治疗食积胀痛，以及气滞血瘀积聚之证。我临证用《丹溪心法》保和丸治疗食积停滞、胸脘痞满、腹胀痛、嗳腐吞酸时，每每加入青皮，临床观察效果倍增。再如我自拟的方剂清肝利胆汤治疗肝胆湿热、肝胃不和、胁脘胀痛等，特别是治疗肝胆湿热的胆囊炎效如神使，多少年来跟我随诊的大夫对此方的疗效都是众口皆碑，方剂组成：茵陈、枳壳、青皮、陈皮、半夏、茯苓、柴胡、黄芩、炒川楝子、延胡索、厚朴、白术、白芍。以上两方我都用青皮，即取其青皮行气散结化滞独胜也。

3.用于癥瘕积聚。青皮气味峻烈，苦泄力大，辛散温通力强，故能破积散结。我临证常用《沈氏尊生书》方青皮丸，即是青皮配枳实、白术，治疗食积、胃脘胀痛、心下痞硬者效果皆佳。青皮丸方剂组成即青皮、山楂、神曲、麦芽、草果，研为细末，水泛为丸，热汤送下。我在临床运用这个方子都改为汤剂，效果有增不减。

4.青皮破坚散滞气。主治左胁肋肝经积气、痞胀，并理少腹之气滞，这点特别重要，青皮治疗的胁痛、肋痛是在左侧。

5.青皮入肝胆二经，是肝胆二经的气分药。故有人多怒、抑郁或小腹疝气多用青皮，取青皮能疏通肝胆二经，行其气故也。

这里我再重复一下，前边我们讲过理气按部位分：木香主要理胃脘之气，香附理胁治肝气，台乌药治小腹气滞，青皮治少腹气滞。

6.青皮形小，其气较猛，偏于疏肝而破气；陈皮形大，其气较缓，偏于行脾（健脾）理气。如为肝脾同病或为肝胃不和之证，青陈皮并用效果倍增。

未成熟的橘皮色青者叫青皮，成熟而色黄的叫橘皮。青皮和橘皮与枳实和枳壳分生熟一样，没有多大的区别。

下边我们讲三棱。

三棱：破血行气，消积止痛。

【应用与鉴别】

1.用于破血行气。三棱消积之功甚强，治疗血滞经闭或产后瘀滞腹痛、癥瘕积聚或食积疼痛等症。常与莪术同用。如《选奇方》这本书有三棱煎，治疗妇人食积、痰滞及癥瘕，方剂组成：三棱、莪术、青皮、半夏、麦芽。以醋为丸。又如《备急千金要方》有三棱煎，即三棱一味，用水煎，去渣再煎，反复煎，形如稠糖，密封在器罐里收藏之，每晨加酒少许，服一小杯，日服两次，治疗癥瘕鼓胀，但其方力量较缓，强调要常服久服，取其慢功。

2. 用于血滞经闭腹痛。如《经验良方》有三棱丸，即三棱、莪术、川芎、丹皮、牛膝、大黄、延胡索等药，水煎服。再如《医宗金鉴·妇科心法要诀》有本事琥珀散，即三棱、莪术、肉桂、延胡索、刘寄奴、当归、芍药、熟地黄，治疗血瘀碍于气，也就是说先有血瘀，后有气滞，这样所造成的经期腹痛，我临床应用此方用得非常多，效果也非常显赫，随从我出诊的学子们都深有体会。若腹冷痛者，我每每加入酒艾叶、香附、炒小茴。用此方治疗瘀血引起气滞而造成的痛经效果特别好。至于腹凉加艾叶、香附、炒小茴，这里我需要说一下，一般医院里艾叶只分成两种，一个是生艾叶，一个是艾叶炭。生艾叶用到的时候又不太多，你用熟艾叶他就给你炒炭，炒炭是止血的，只有用酒炒艾叶才能入气分，才能治疗以上的腹凉腹冷腹痛。同仁堂中医院崔主任，我和他讲过后人家马上就把这药改了。

3. 王好古说三棱破血中之气，肝经血分药也。三棱、莪术治积块，疮坚硬者，乃坚者削之也，通肝经积血，消疮肿坚硬。

4. 京三棱与蓬莪术功用完全相同，彼此也常同用，以治疗一切凝结停滞有形的积滞，破气散结的功用近似于香附，但力较香附峻烈，故难久用。我临证治妇科痛经，用方多在经前 7~10 天，这个时间我专用调经的药。如果离经期不到 7 天了，我要是用本事琥珀散，我就把三棱、莪术开成我应用的量，一般 10~15g，但是我让包煎，包煎的目的是干嘛呢？就是告诉病人在月经没来前，把 10g 或 15g 的三棱、莪术就放在药里一块煎。如果 7 剂药没吃完，月经来了，量特别多的，就不要用三棱、莪术了，好往出拿。如果月经量不是太多的就减半。因为我治妇科病，特别是痛经，多在月经前 7~10 天治疗，所以用三棱、莪术也不会久用，月经完了以后马上调方。三棱、莪术均为泻正气。如虚中兼实，可与健脾补气药同用，攻补兼施。

第四个我讲莪术。

莪术：破血行气，消积止痛。

【应用与鉴别】

1.用于行气破血。莪术辛散温通，能行气血之滞。用于妇人血滞经闭、痛经及癥瘕等症。莪术与三棱功用相近，这里不重复讲，请看前面讲的三棱条内，二者同用效果更佳。虚人当与当归、人参、白术等同用，以免损伤正气。

2.用于消积止痛。莪术能行气消积而止痛，故能治疗饮食积滞、胸腹满闷作痛等症。如《卫生家宝方》这本书有以莪术配伍木香治消化不良、心腹疼痛等症。再如《证治准绳》有莪术丸，即莪术、三棱、香附、槟榔、牵牛子、木香、谷芽、青皮、荜澄茄、丁香、木香共研细末，水煮面糊为丸，温茶或温酒送下，本方和益脾胃、宽胸快气、悦色清神、促进食，治疗胸膈积滞、便秘、腹痛等症。至于莪术止痛的机制是因为莪术能行气消食，使气行通畅，则疼痛可止。

3.莪术治一切气，开胃消食，通月经，消瘀血，止跌仆损伤的下血及恶血疼痛。

4.延胡索、郁金、姜黄、莪术均为行气和血之品。但延胡索、郁金、姜黄为血中之气药。莪术为气中之血药。前者是先血瘀而后气滞，后者是先气滞而后血瘀。也就是说前者因血碍于气，后者是先有气滞，后影响到血，叫气碍于血，又谓气病及血。

5.三棱、莪术用量医书多记载为3~10克。因其破气，中病即止。而我临床多用到6~15g，只见利而不见弊，可能因为三棱、莪术现在都是种植的药，不如野生的效果好；第二个是现代人的体质比过去好。

今天的课就讲到这儿。

降气药

张炳厚

2016-03-01

各位学子，张氏医门零金碎玉微信小课堂第 28 讲。

降气药：什么叫降气药呢？气逆者需要降。凡有降气功能之药均称为降气药。

现在讲第一个药：沉香。

沉香：降气温中，温肾纳气。

【应用与鉴别】

1. 用于胸腹胀痛。沉香芳香辛散，温通散寒，能降气行气止痛，治疗胸腹胁痛、胀闷作痛而属寒凝血滞之证者，多与其他理气止痛药同用。如《卫生家宝方》之沉香四磨汤即以沉香配伍乌药、木香、槟榔，治冷气攻冲、心腹作痛之症。若属阴证，症见手足厥冷、脐腹作痛、重惫欲绝者，可用《百代医宗》（御药院方）之接真汤，即沉香配伍丁香、附子、麝香等药同用，效果显著。

2. 用于呕吐呃逆。沉香质重沉降，功能温中降逆。所以能治寒性呕吐、呃逆。如吴球方即以沉香配伍紫苏、白豆蔻，共为细末，以柿蒂煎汤调服，治疗脾胃虚寒、胃冷久呃、呕吐。

3. 用于虚喘。沉香性温达肾，又能温肾助阳，纳气平喘。主治下元虚冷、肾不纳气的虚喘效果颇佳。如《证治准绳》的沉香散，即以沉香配伍莱菔子、枳壳、木香等行气导滞药组成，治疗腹胀气喘之实证。而《朱氏集验方》也有沉香汤，以沉香配伍附子、干姜，主治虚寒之喘。

我受刘渡舟老师的影响，在临床上治疗各类型的哮喘，我都加用沉香，多用沉香面冲服。如实性哮喘风寒的，医者多用麻黄汤，我用小青龙汤加杏仁、厚朴、沉香面。外感风寒表证，肺有郁热者，我用麻杏甘石汤加黄芩、沉香面。痰浊内蕴者我用小青龙汤合三子养亲汤加杏仁、厚朴、沉香面。对于痰热蕴肺的实证，我用《景岳全书》的桑白皮汤，就是以桑白皮、半夏、苏子、杏仁、贝母、黄芩、黄连、山栀加沉香面。虚喘之肺虚者，别的医者多用生脉散加味，我用人参败毒散加沉香面，并加麦冬、玉竹、贝母以益气养阴化痰。对于肾虚之喘，我用《张氏医通》《医宗己任编》的七味都气丸加沉香面合人参蛤蚧散。对于阳虚水泛，上凌心肺之喘，我用《伤寒论》的真武汤加沉香面、杏仁。至于沉香面的用量，轻者我用3g，重者我用6g，均是冲服。有人说了沉香是治虚喘的，而且偏温，你为什么实证也可以用呢？我是认为沉香降气纳气力强，其性温补肾，用沉香面3~6g不论加入什么方子里面，都不会影响方子的寒热之性。治这些喘，我取沉香温中降气，又温肾纳气的功能。

4. 用于气滞、胸胁痞满、喘促及月经不调、少腹痛。

如《太平惠民和剂局方》沉香降气散即以沉香配伍甘草、砂仁、香附共为细末，空腹温汤或淡姜汤调服。我在这里介绍沉香降气汤旨在本方能在治喘的同时还能治妇女痛经，特别是痛在少腹者用之有奇效。用它治疗月经不调，主要是取沉香降气行气的功能。

5. 沉香还能治疗大便虚秘、小便气淋、男子精冷等症。它治大便虚秘主要是降气的作用。它治气淋，中医五淋中的气淋，一个是气虚的，也叫气淋，多用补中益气汤；气滞的，用方很多，沉香降气汤，沉香也可以用，加到相对的方子里。治男子精冷症，主要是沉香能补肾助阳纳气。

6.《本经逢源》这本书说：诸气郁结不伸者宜之。温而不燥，行而不泄。前贤所制四磨汤、沉香化气丸、滚痰丸都用沉香，取其降泄也；沉香降气散取其散结导气也；黑锡丹用之，取其纳气归原也。但沉香降多升少，气虚下陷之人不可多服。

7. 沉香、木香均为香气最浓之药，然木香偏于调气，使气郁者散之；而沉香偏于纳气，使气逆者下降。

【备考】

沉香以色黑质坚，脂膏多，有光泽，沉于水者为佳。

沉香，有些学子可能临证用之很少，通过我今天的介绍，大家可以了解沉香治疗的范围非常广，而且沉香在治疗许多病上都有中医的特色和优势，希望大家认真学习。

下边我讲代赭石。

代赭石：镇逆平肝，止血。

【应用与鉴别】

1.用于止呕吐、噫气。代赭石质重以镇逆，所以主治呕吐、噫气有效。如《伤寒论》旋覆代赭汤即代赭石配旋覆花、半夏、人参、生姜、甘草、大枣，治疗腹中痞硬，噫气不舒、呕吐等症。《医学衷中参西录》有镇逆汤，即以代赭石配伍青黛、龙胆草、芍药、半夏、生姜、吴茱萸、人参组成，治疗呕吐、呃逆由于肝火上冲之证者。

2.用于气逆喘息。代赭石有镇逆作用。对虚者亦兼有固涩纳气之功能，所以能治疗喘息。如《医学衷中参西录》的参赭镇气汤治阴阳两虚、喘逆迫促，有将脱之势，即代赭石配伍党参、芡实、山萸肉、龙骨、牡蛎、白芍、苏子并用。对于喘息之实证亦可用代赭石。如《普济方》治哮证有声，睡卧不得，也就是不能平卧的，单用代赭石一味研末，用米醋汤调服，很有效果。

3.用于治疗肝阳上亢、头目眩晕、目胀耳鸣。代赭石苦寒质重，故有清肝火、平肝阳之效。如《医学衷中参西录》镇肝息风汤重用代赭石，配伍怀牛膝、龙骨、牡蛎、龟甲、白芍、玄参、天冬、炒川楝子、生麦芽、茵陈、甘草等合用，这方子不少医者都用。这里我特别提出肝为将军之官，它特别亢横。如果治疗肝亢一味镇肝，它反作用很大，所以治疗肝需要加柔肝药。本方子茵陈、白芍、川楝子、炒麦芽都是柔肝药，所以这方子配伍得非常好，非常讲究。

4.用于吐血、衄血。代赭石苦寒质重，入肝、心之血分，故能镇逆气，除血热而止血，应用时当随证候寒热，加适当配伍。如《医学衷中参西录》之寒降汤，即以代赭石配伍半夏、瓜蒌仁、白芍、竹茹、牛蒡子、甘草等药，治疗吐血、衄血，脉洪滑而大者。另有温降汤，即以代赭石配伍半夏、白术、干姜、白芍、厚朴、生姜等药，治疗吐血、衄血脉虚而迟者。

5.代赭石有两种：一似铁矿质，一面点点作乳形，另一面点点作窝形，这样的可以入药，名字叫钉赭石，镇气逆力量很大；另一个黄色土质，煮沸后则成烂泥，毫无镇降之功效，仅供绘画时的颜料。

【理气药结语】

理气药介绍了调气药、破气药、降气药，就讲完了。下边我讲理气药的结语。我每章讲完的结语都很重要，希望大家认真、再认真地学习。

本章介绍调气、破气和降气三大类。理气药实际分四种，还有一类益气药（补气药），补气药搁在补益剂里头了。理气药大多都是辛温香燥，凡辛温芳香之药都具有发散、解郁、顺气、行气、止痛的作用。如香附、木香、乌药、青皮、厚朴、郁金，都是这一类的药，也就是能发散、解郁、顺气、行气、止痛的作用。但由于药物的特点不同，因此使用时需根据不同的病理机转、不同的部位或不同的症状，结合药物特点选择使用，方能恰到好处。

临证时，由于七情引起的肝气不舒或肝气横逆引致的胸胁闷胀需要理气疏肝解郁时选什么药呢？可选用香附、木香、青皮之类。若因肺气郁结而致胸胁闷痛即可选用郁金。若因肝气犯胃而表现出脘闷、呕吐，这也就是胃失和降，即肝胃同治，可选木香、砂仁之属，这是治肝胃不和的。若肝气犯脾而产生胸腹胀满、腹泻，这出现的症状是脾升失常、脾运失常，可选用陈皮、木香、白蔻仁等。

下面讲三种豆蔻，虽然性品全同，均能理气，但主治各异：白豆蔻擅上行，白色入肺经气分，开泻泄上焦气滞，长于治疗由于肺胃气滞而产生的呕吐；肉豆蔻为调肠胃之药，擅涩肠，治中、下二焦，长于治疗便泻；草豆蔻为调胃化浊之药，擅于辟秽，破瘴疠不正之气，专主中焦，擅于截疟疾。

气滞轻者，可用香橼，以其能理脾肺之气，兼能化痰。或由于肝胃气滞而兼疼痛者，可选用佛手。若因冷气上结、饮食不进、抑郁不舒，可选用檀香，因檀香上升，能引胃气上行，理肝胃之气而解郁，亦能治疗肝胃不和之疼痛。若由于肺气不舒或肝气郁结而产生月经不调，可选用香附。因为香附色带黑紫，能直入血分，下达肝肾，妇女多病肝气郁结，又多月经血分病，故香附为治妇科最常用的气分药。玫瑰花花色紫红，香气极浓，既能调经，又长于疏肝理气，适用于肝气郁结而致的月经不调。郁金能行气破瘀止痛，适用于妇女血痛诸病诸痛。若因为肝气郁结而产生胎动不安，可选用木香以散肝郁。用它安胎主要是要辨证清楚是由于肝气郁滞所致者。若由于寒者可用砂仁行气散寒以安胎。这两个安胎不一样，木香是散肝气郁的，砂仁是治寒的，因寒引起的。所以都安胎，作用不一样。

当气滞严重而发展成痞块，成为癥瘕时，需选用破气药物以除痞消积。若因心下痞结，或因燥屎痞满，可以选用枳实、厚朴以破气消积。青皮亦能破气散食积。当气病波及血分而生积聚癥瘕时可选用三棱、莪术以行气破血。血瘀可以产生气滞，气滞也可以产生血瘀，二者关系十分密切。但三棱是以破血为主，莪术是以行气为主，需要区分开来。

沉香与降香均主降气，但沉香所降之气为肾虚不能纳气归原，降香所降之气是天时疫疠不正恶邪，降香焚烧，能辟宅舍时令污秽之怪气。

以上列举这些根据临床病变的部位、程度和病理机转，配合药物特点的选药原则，但在临证时还需要配伍成方，中药看病治病最后还是用方，以增强或加强药物的作用而达到最佳治疗目的。

今天的课就讲到此。

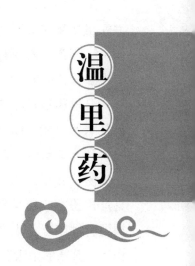

温里药

张炳厚

2016-03-16

各位学子，张氏医门零金碎玉微信小课堂第 29 讲。

温里药又称为祛寒药。温里药是具有温性和热性而能治疗里寒疾病的药物。温里药具有温中散寒及温肾回阳的作用。符合《内经》所提出的"寒者温之"和程钟龄所说的"温者温中也"的治疗原则。

温里药适用于里寒之证。所谓里寒证包括两个方面：一是寒邪内侵，阳气阻遏，症见胸腹冷痛、食欲不振、呕吐泻利、脉象沉等阴寒痼冷之里寒证，治疗必须温中散寒以消阴翳。因为阴寒内生，寒盛可使阳虚，元阳衰微，症见汗出恶寒、口鼻气冷、下利清谷、厥逆脉微者，治疗必须温肾固阳，益火之源。故温里药多兼有回阳助阳温肾的作用。其寒邪中表者，治需用辛温解表药，不属本类范围。

此外，温里药中有一部分兼有健运脾胃的作用，故应用温里药时还需按实际情况而定其配伍。如果寒而兼表证者，则与发表药配伍；若脾胃虚寒、呕吐下利者，当选具有健运脾胃作用的温里药配伍。寒邪又可导致气滞。温里祛寒药多辛温走散，能宣通气机，故又兼有理气的作用。

温里药有冷服者，即热药冷服，此为"热因寒用"的从治法，即顺其性。

温里药多辛热燥烈，能耗阴助火，凡实热证、阴虚火旺、津液亏虚或在气候炎热的情况下都需慎用或者是忌用。

温里药的第一个：附子。

附子：温中止痛，散寒燥湿，补阳益火，回阳救逆。

【应用与鉴别】

1.用于温阳止痛。附子辛热气雄，能够消阴翳以复阳气，温中散寒，通阳止痛。如《伤寒论》之附子理中丸，以附子配伍人参、干姜、甘草、白术（可做汤剂），温中散寒，补气健脾，可治中焦虚寒、腹痛呕吐、腹满不食、自利不渴、霍乱和阳虚失血、小儿慢惊、病后喜唾涎沫以及因中焦虚寒引起的胸痹等症。再如《金匮要略》之薏苡附子散治疗胸痹缓急之症；附子粳米汤即附子配伍粳米、半夏、甘草、大枣治疗腹中寒气，雷鸣彻痛（效佳），胸胁逆满呕吐。以上两方真乃配伍之优良缜密之剂。上面附子理中丸、薏苡附子散都是治疗因虚寒引起胸痹的方剂，望刘红旭、徐皓、李鹏、宋庆桥等心系高才学子使用观察。所谓经方论胸痹因、理均以心胸有寒为主，《金匮要略》治疗胸痹有七张方剂，只有人参汤方论治气虚，我要在薤白一节讲我自己的见解，我认为心之生理，更主要是心主血脉，气为血帅，血为气母。心之病理表现主要是心之生理失常导致的。所以我自拟冠心六号是以益气补血活血，旺气生血，活血理气为主，方由黄芪、党参、当归、川芎、芍药、地黄、桃仁、红花、香橼皮、广郁金、三七面组成。临证观察用本方治疗胸痹，西医之充血性心力衰竭、冠心病、心肌梗死符合上述证者，效果十分满意。

2.用于散寒燥湿。治疗风寒湿痹，周身关节疼痛，多与桂枝配伍，如《金匮要略》的桂枝附子汤，即桂枝配伍附子、生姜、甘草、大枣，治疗风湿相搏，身体痛烦，不能转侧，不呕不渴，脉虚浮而涩者；再如《伤寒论》之甘草附子汤即以甘草配伍附子、白术、桂枝，治疗风湿相搏，骨节烦痛，掣痛不得屈伸，近之则痛剧，汗出短气，小便不利，恶风不欲去衣，或身微肿者。以上两方都是附子汤的附方。刘渡舟曾经说："用《伤寒》方第一个是认证，不是辨证，只要有证，必有疗效。"如白虎汤有四大证，小柴胡汤有胸胁苦满、寒热往来、心烦喜呕、口苦咽干四证。

3. 用于补阳益火。附子峻补元阳，益火之源。能治疗阳气不足，身体衰弱，特别是命门火衰，下元虚冷等证，多与补养肝肾之药配伍同用。如张景岳的右归丸即附子、肉桂、熟地黄、枸杞子、杜仲、山药、山萸肉、鹿角胶、菟丝子、当归，治疗元阳不足或先天禀衰，或劳伤过度，或反胃噎膈，或怯寒畏冷，或脐腹多痛，或大便不实、泻痢频作，或小水自遗、虚淋寒疝，或寒冷溪谷而肢节痹痛，或寒在下焦而水邪浮肿。总之，真阳不足必神疲气怯，或心跳不宁，或四肢不收，或阳衰无子等症。有上面的症就应当马上用益火之源以培右肾之阳而神气强而强矣。温肾助阳回阳方面附子均为首选和必选之药。右归丸为右归饮之附方，但二者亦有区别，右归丸补阳益火作用更大，治疗更广。具体之区别，讲方剂时再讲。

4. 用于回阳救逆。附子气味辛烈而热，用于阳微欲绝之际。有回阳救逆之功。对于大汗、大吐、大泻后出现的肢体厥逆、脉微欲绝，或大汗不止，或吐利腹痛等虚脱的危证，急用附子有回阳之功。如《伤寒论》的四逆汤即附子配伍干姜、甘草，还有《世医得效方》人参附子汤，这两方子都为治疗亡阳欲脱之方。

5.凡由阳气衰微引起的证候，均需用附子回阳。但须辨证，做适当的配伍。如汗出肢厥者用《魏氏家藏方》之芪附汤，即附子配黄芪，治疗汗出肢厥。再如久病体弱，食少便溏者，用《医宗金鉴》之术附汤，即白术配附子。

6.附子治胸腹冷痰、饮食不下、脐腹痛、肩胛痛，活动受限者，也可以用附子治疗。

7.附子味辛性大热，入肾之命门，走而不守，通行十二经。

8.鉴别：生附子性味猛烈，长于回阳，回阳于顷刻之间；熟附子性较驯良，长于壮阳，临床用之较多；乌头主要用于搜风湿、开顽痰；乌头在地下、在地中经年不生小根者叫作天雄，主治同附子，但比较力量大；白附子为另一个品种，形似附子而色白，主祛风寒痰，治疗中风、失音，偏于上焦，不像黑附子能达下焦。

9.禁忌：一切阳证、火证、热证、阴虚内热、血液衰微者皆不可用。

10.附子一般用量是3~10g，特殊寒重者可用15~30g。刘渡舟老师重用附子的依据是：症必是形寒肢冷；第二个在舌诊上，不论何色苔，必须是苔润而不燥；在脉诊上，不论何脉，必须是尺脉沉弱无力的，不能浮大有力。

11.备考：附子含毒性极大的生物碱，入药需强火久煎，用药量越大煎之越要久。我用附子15g以上必先煎20

分钟以上；用到 30g，就需要先煎 60 分钟；汤剂如果用附子一两以上，服三天必停药一天。附子多与干姜、甘草、蜂蜜配伍同用以解其毒。解附子热者是地黄和知母，也就是说解附子毒者是干姜、甘草、蜂蜜，解附子热者是地黄和知母。

附：乌头

乌头：搜风湿，温经止痛，开顽痰

【应用与鉴别】

1.用于风寒湿痹。乌头辛散温通，善于逐风邪，除寒湿，能治风寒湿痹的通身作痛，或麻木不仁等症。如《金匮要略》之乌头汤即以川乌配伍麻黄、芍药、黄芪、甘草，治疗痛痹拘挛，疼痛剧烈，痛有定处，宛如针刺，得热则减，遇寒痛剧，关节不可屈伸者。再《本事方》以川乌头煮粥治疗痹病同上，多与五灵脂、威灵仙同用。

2.用于寒疝、绕脐痛，如《金匮要略》大乌头煎，即用大乌头五枚，加蜜久煎，治疗寒疝绕脐痛，，自汗出，手足厥冷，其脉沉紧。又如乌头赤石脂丸以乌头配伍附子、干姜、蜀椒、赤石脂为丸，治疗心痛彻背、背痛彻心的证候。

3.鉴别：①川乌、草乌只能搜风以定痛，而不能回阳散寒，缺少温经之力；附子大壮元阳，虽偏下焦，因其行十二经，故周身内外无所不至，有顷刻回阳之功。②风证用乌头，寒证用附子，天雄之功用似附子而力逊，但补火壮阳之力较强，常治男子精冷不育、滑精、早泄等证。

③乌头有川乌、草乌之分，四川人工种植者叫川乌，

野生者叫草乌，都主风疾疼痛，但草乌毒性较大。

肉桂：温中补阳，散寒止痛。

【应用与鉴别】

1.用于温中补阳。肉桂辛甘大热，气厚纯阳，适于中寒腹泻。如《太平惠民和剂局方》之桂苓丸，即肉桂配茯苓，治疗暑天感受寒冷或因暑热饮水过多所导致的腹泻等症。肉桂不仅辛甘大热，气味纯阳，其性还下行，益火消翳，大补元阳，适于命门火衰，常与滋补肝肾药配伍同用。如《外台秘要》之崔氏八味丸，方剂组成即肉桂配附子、地黄、山药、山萸肉、丹皮、茯苓、泽泻，治疗肾阳衰弱，下元虚冷，小便不利，脚气水肿，或虚喘，或腹泻。

2.用于散寒止痛。肉桂辛甘大热，能消沉寒，又能通血脉。适宜虚寒性脘腹痛，或妇人冲任虚寒、寒凝血滞之痛经等证。如《肘后备急方》治疗胸腹胀痛，《备急千金要方》治疗中恶心痛，《太平圣惠方》治疗寒疝心痛。这三个书记载的所治病都是单用肉桂一味。对虚寒甚者尚可与其他温中散寒药同用，以求增强效果。如参附温心汤即由肉桂配附子、人参、干姜而成方，治疗心寒暴痛之证，用于妇人血寒痛经常与当归、艾叶同用。

3.用于血气衰少者，取肉桂鼓舞气血生长之功。如人参养荣汤、十全大补汤里面均用肉桂适量。

4.我临证应用肉桂的经验有五个方面：一是用于血气大虚，需要峻补气血时必用肉桂。取肉桂能温脾胃，通血脉。温脾胃即补血气生化之源。通血脉即增强推动血运之力。如大病后血气两虚或月经后愆（老是不按时来）、月经量少或妇人带经期长（一来十几天不走）或漏证，我都用人参养荣汤或十全大补汤，二方中均有肉桂。其区别在于前者开始用量需小，逐渐增大药量，以免虚不受补；后者方剂用量需大，因为气虚血虚者表示体内气化之不足，急需峻补，因此补血、补气相须为用。即《内经》"形不足者补之以气，精不足者补之以味"；后者属气虚为主，气虚气不统血必重用黄芪、党参各 50g 以上，用人参更佳，以补气统血。二是用于水肿，如脾肾阳虚或肾阳虚水肿，我用真武汤合苓桂术甘汤加肉桂治疗，取肉桂温暖脾胃，温阳利尿。如果临床表现以肾阴阳两虚、肾阳虚为主（肾阴虚又有肾阳虚，肾阳虚为主的），我有时候用真武汤合苓桂术甘汤，有时候就用济生肾气汤。对于肾阴虚的水肿，我用六味地黄丸也加肉桂，但用量宜小，多用 6g，用量很轻。有时候多跟附子同用，都用 6g。用它干什么呢？就是取桂附激发肾阳以助气化之功。如果肾阴虚、虚火旺，表现为尿热、尿疼，常兼有小腹冷痛，是因为阴寒盛，阻遏阳气，故加肉桂，取其温肾阳、助气化，以动制静。如《兰室秘藏》之通关丸，又一名字叫滋肾丸。我用自拟地龟汤类方中的清补地龟汤时亦常加肉桂，为什么加？和以上讲的一样，都是助肾阳、助气化，与上同意。三是用于心性水肿如充血性心力衰竭之阳虚水泛，症见心悸气喘，畏寒肢冷，腰酸尿少，面色苍白，全身浮肿，舌苔淡白，脉沉细或结代，我用真武汤加肉桂、车前子，取肉桂能补心阳、通心阳、通血脉。用于心性水肿当然还需要加味。比如说气虚者加人参、黄芪；血虚者加熟地黄、当归；血瘀者加益母草、泽兰。对心性水肿需要加减。一般临床我多用膈下逐瘀汤合五苓散、真武汤，这三个方子合起来。我运用肉桂经验的第四点是用于下腹冷痛，适于脾肾阳虚的下腹冷痛。我临床常用附子理中丸或者用附子理中汤加肉桂。另外治疗阳痿、寒疝，我用右归丸加肉桂。右归丸我在讲附子时已经讲得很详细了，因为在补肾阳峻补药里头右归丸是典型方剂。右归丸里本来就有肉桂。对精冷不育也是下腹冷痛的，我用少腹逐瘀汤，那里头也有肉桂。少腹逐瘀汤的药物组成：少腹茴香与炒姜，元胡灵脂没芎当，官桂（就是肉桂）蒲黄赤芍药，种子安胎第一方。这是少腹逐瘀汤的汤头歌。附子理中、右归丸、少腹逐瘀汤这三个是治下腹痛的，我用此三治均取肉桂能补命门之火，直达下焦，走而不守，引火归原。我用肉桂的第五个经验是用于治疗妇人经行腹冷痛，我常用《医宗金鉴·妇科心法要诀》之本事琥珀散，内有肉桂。我有时候也用或艾附暖宫丸（汤），在里边也要加肉桂。治妇女经行腹冷痛取肉桂的目的在于肉桂能暖腰腹，暖冲任，散寒止痛也。这是我用肉桂的五点经验。

5.桂枝为肉桂树之细枝，辛甘微温，气薄而能上升，上行发表；而肉桂甘辛大热，气厚能沉下，下行温肾。肉桂去其外层的粗皮与里边的薄皮，取其中心的部位叫作桂心，专走中焦，治胃痛脾寒；肉桂专走下焦，治肾中沉寒；桂枝专走上焦，因为它能上升。附子与肉桂均能补命门之火，但附子通行十二经，走而不守，能回阳于顷刻；而肉桂直达下焦，守而不走，又能引火归原。这里头附子是走而不守的，所以它能通行十二经，但走而不守在局部温阳的时间就短，力量相对就小。而肉桂是守而不走，所以它在下焦局部补阳的时间就长，作用就大，又能引火归原。

【备考】

肉桂以味辛香、香浓、无白斑、色紫暗、油脂重、尝在舌头上有清甜者为佳，能壮肾阳、引火归原。否则味辣气躁，反增加虚火上浮，发生咽喉疼痛等副作用。

今天的课就讲到此。

张炳厚

2016-03-23

各位学子，张氏医门零金碎玉微信小课堂第 30 讲。

下面讲干姜。

干姜：温中祛寒，温肺化饮，温经止血，回阳救逆。

【应用与鉴别】

1. 用于温中祛寒。干姜大辛大热，擅温脾胃之阳。阳虚生内寒导致阴冷吐泻、脘腹冷痛等症，单用干姜一味即可取效。如《外台秘要》治心气卒痛，即以干姜为末，米饮送服。又如《太平惠民和剂局方》之二姜丸，即以干姜配伍高良姜同用，治疗心脾冷痛。《金匮要略》之半夏干姜散治疗干呕、吐逆、吐涎沫。若证属虚寒者，当与补脾益气药同用。如《金匮要略》之干姜人参半夏丸，即以干姜配伍人参、半夏为末，生姜汁糊丸，亦可作汤药用，治疗妊娠呕吐不止，效果甚佳。又如《伤寒论》之理中丸即以干姜配伍人参、甘草、白术，治疗中焦虚寒呕吐、腹泻、霍乱、阳虚失血、小儿慢惊喜唾涎沫及胸痹心腹痛等症均有效。

2. 用于温肺化饮。干姜辛热，既能温肺以散寒，又能燥以化痰。如果说干姜能温肺大家都知道，它怎么能化痰呢？因为它性燥。燥能燥湿，以燥湿而化痰。常用于肺寒咳嗽。故仲景多用干姜于化饮之方，多与细辛、五味子配伍，如苓甘五味姜辛汤。我临床治疗风寒感冒、水饮内停、痰饮咳嗽、面目浮肿等，最常用的和首选的就是小青龙汤。不过我用时必须加减。①治疗以上诸症必加杏仁，并重用20g以上。②痰多者我在小青龙汤中要合上二陈汤。治疗喘时我重用麻黄15g以上。

3.用于回阳救逆。干姜性温，守而不走，是除里寒之圣药，常与附子配伍同用，以增强回阳之功，治疗亡阳欲脱之证。如《伤寒论》之通脉四逆汤，即重用干姜配附子、甘草治疗下利清谷、里寒外热、四肢厥逆、脉微欲绝等症。《本草求真》曰："干姜大热无毒，守而不走，凡胃中虚冷，元阳欲绝，合以附子同投则能回阳立效。"故书中有附子无姜不热之句。

4.用于暖土胜湿。如《金匮要略》之甘草干姜茯苓白术汤，亦名肾着汤，专治寒湿所伤，身体重，腰部及腰部以下冷痛，饮食如常，口不和，小便自利者。尤在泾说："肾受寒湿，着而不去，则为肾着。然病不在肾之中脏，而在肾之外腑，故其治法不在温肾以散寒，而在燠土以胜水。肾着汤即以干姜重用为君，取其补中暖土。"说明本证病变虽然在腰部，但在肌肉而未至肾脏。腰为肾之腑，也是在腑。脾主肌肉，司运化水湿，故使用暖土胜湿法，使寒去湿化则诸症自解。我受本方脾胃主肌肉的影响，用脾胃主肌肉的理论辨证治疗王惠英老师因颈椎病而导致的背部剧痛取得神效。她的这个病多治不效，在一次谈话中，王老师无意中说"我每逢胃痛时背部就疼痛剧烈"，这就提示了我。我素知她胃痛属于胃阴虚，脏腑理论认为，阴虚或者阳虚都同样导致该脏腑的生理失常而出现病理状态。此处指脾主肌肉，她是由于脾胃阴虚而肌肉无主。于是我们俩就投玉女煎加上羌活为引经药，果然药进五剂症若失，后面又吃，直到好了。

5. 用于温经止血。干姜炮焦即炮姜，有温经止血之效，可治疗虚寒性的吐血、便血、血崩等证，单用干姜炒黑，存性为末，米饮送下。又如《姚氏集验方》之如圣散，即以干姜配伍棕榈皮、乌梅共为炭，研末服。

6. 我对干姜功能认识有六：一是用于中焦，温中散寒，治脾胃肠之冷痛、吐泻等证。二是用于上焦，温肺化饮，治疗肺寒痰饮喘咳等证。三是用于下焦，温肾阳，回阳救逆，治疗肾阳虚、阴寒盛导致的亡阳厥逆、脉微欲绝等证。四是用于通经络之阳气，散经络之寒邪，利血脉，治痹证。五是治各脏腑的沉寒痼冷，陈旧病，老病，重病。六是解附子之毒，我以前说过解附子之热莫过地黄、知母，解附子之毒莫过甘草、干姜。

7. 干姜温中散寒，主要温暖内脏，特别是温肠胃，其功效强而持久。干姜守而不走，"不走"就是力专而持久。附子温中温肾，大热回阳，走而不守，"走"就是功效大而不专，来之匆匆去之速。"不守"就是治疗范围广泛但不专。生姜：生姜新鲜，含水分多，气重于味，辛散之力较强。干姜则含水分少，气走味蓄，辛散温通之力较大。黑姜也就是炮姜，即干姜炮黑，味辛苦，性大热，主要功用为温下焦之寒和化血中之寒，用于小腹沉寒冷痛及产后瘀血作痛，其性大热，守而不走，胃中有寒邪时必用之。煨姜：煨姜就是生姜外包湿纸入炭火煨之而成，味苦性温，无发散之性，主要功用是温化肠胃之寒，用于肠鸣腹痛、暖中和胃。姜皮：姜皮辛凉，是生姜刮下之外皮，辛能散皮肤之水，以皮达皮之意。生姜汁：是用生姜捣汁而成，长于开痰止呕，用竹沥时非用干姜汁佐之不能行痰。

下边我们讲丁香。

丁香：温中降逆，暖肾助阳。

【应用与鉴别】

1. 用于温中降逆。脾胃之气喜温恶寒。寒则中气不运，上逆则呕呃。丁香辛温，善于温胃散寒，故能止呕逆。丁香言之温中，实乃温胃也。所以丁香是治胃寒呃逆的要药。如《简易济众方》之丁香柿蒂汤，即以丁香配柿蒂、人参、生姜、甘草。再如《证因脉治》亦有丁香柿蒂汤，方药相同，和《简易济众方》的方剂都是一样。治疗内伤或久病后中焦虚寒呃逆、胸痞、脉迟等症。又如《沈氏尊生书》之丁香散以丁香配砂仁、白术为末服，治脾胃虚寒、呕吐少食者。另外我常以丁香配伍延胡索、五灵脂、橘核为汤剂，治疗脾胃虚寒、胸腹冷痛颇有疗效。

2. 用于暖肾壮阳，治疗阳痿、宫冷。丁香有温肾助阳起痿之功。我临证常以丁香、附子、肉桂、淫羊藿加入五子衍宗汤或少腹逐瘀汤中，治疗阳痿、男子精冷不育或女人宫冷不孕等证。以上两方治疗女性宫冷不孕是属于女病男治。因为二者均是肾阳虚下焦虚冷，异病同治也。再有用男科的金锁固精丸可治女人带下，是女病男治。下边我以妇科常用固经汤为例来解释为何能治疗男子遗精，当然这也属男病女治，都是异病同治，同理也。剖析《医学入门》的固经汤，固经汤的功用是滋阴清热，止血固经。本方所治的是肝郁化火，冲任为热所乘，迫血妄行所致之病。本方滋阴使水旺能制火，血热得清，自无妄行之患。男子遗精也是阴虚火旺，但是这个火旺应当是心火，心肾不交，所以我用时必加黄连。用滋阴制火，热清则不能妄行，遗精也就自然好了，遗精也是火迫精室，使精妄行。这里边讲了一个男病女治、女病男治，上面讲了一个王老师的那个病历，这里头都没有用生姜，好歹我是讲座，讲座呢讲我的经验，想到哪儿讲到哪儿，不然我就忘了。

3.丁香有公母之分：公丁香粒小香浓，力稍甚，母丁香粒大香淡，力稍薄。呃逆有寒热和虚实之别。寒呃宜温中止呃，用丁香、砂仁、柿蒂；热呃宜清热止呃，用竹茹、橘皮、柿蒂；虚呃宜补虚降逆，用党参、山药；实呃宜重坠通腑，用旋覆花、代赭石、莱菔子等。

今天的课就讲到此。

张炳厚

2016-03-29

各位学子，张氏医门零金碎玉微信小课堂第 31 讲。

薤白：通阳降浊，下气散结。

【应用与鉴别】

1.用于胸痹寒邪壅盛。诸阳受气于胸中而转行于背，阳气不运，复受寒邪，阴寒极盛而乘阳位，气机痹阻，导致胸痛彻背，复寒则痛甚（再遇到寒以后疼得就更厉害）。浊气上逆，肺失肃降，故而短气、咳逆，证脉均属寒象。薤白辛温通阳以散阴邪之结，如《金匮要略》之瓜蒌薤白白酒汤即薤白配伍瓜蒌、白酒而成。薤白滑利通阳，行气止痛；配瓜蒌开胸散结；配白酒助药上行，阳气宣通则升降复常。

2.用于胸痹痰浊壅盛。因为痰湿之性黏滞，故导致此型胸痹。胸中满闷而痛，胸痛彻背，痰浊犯肺，气机受遏，故兼见咳、喘促、短气不得卧、咳吐痰沫等一派痰浊之症，治疗当以通阳降浊、化痰降逆为主。如《金匮要略》之瓜蒌薤白半夏汤，用半夏旨在加强散结化痰的作用。

3.用于胸痹气结在胸。胸痹气结在胸导致心胸痞满，气从胁下上逆抢心。因胸中阳气不振，又加饮与气互结胸中。宜用《金匮要略》枳实薤白桂枝汤，即枳实、薤白、桂枝、厚朴、瓜蒌。加厚朴、枳实、桂枝除痞以散满，桂枝通阳化饮，阳复阴消则上逆之势因而和调。

4. 下边是我对胸痹的认识与治法。我认为胸痹的治法应从治标病入手，因为阴气之痰湿瘀血等证痹阻不去则阳气无从恢复。治胸痹除上述祛邪诸法外，应及时考虑补养阳气营血以扶正气。如《金匮要略》有一个人参汤养阳化阴。我更认为不论任何原因引起的胸痹，终末均有不同程度的血瘀气滞，反过来，血瘀气滞又成了胸痹的病因。因而我临证治疗各种胸痹时均佐以一定的活血理气药。上边讲过的三个方子，我在治疗痹证时很少单独使用，但我每每在辨证的前提下加入我自拟方冠心六号取得很好的疗效。以上就是我讲的《金匮要略》治疗胸痹的瓜蒌薤白白酒汤、瓜蒌薤白半夏汤（前方去白酒加半夏）、枳实薤白桂枝汤（即枳实、薤白、桂枝、瓜蒌、厚朴）例证及区别。也讲述了我对《金匮要略》治疗胸痹的体会，请大家参考。下面讲一个病例。我在新疆待了15年。新疆有一个我们的上级大夫叫陈光甫，在新疆治疗心病方面甚有影响，名气很大，在全国的学会系统里头治疗心系病也有一定的名望。我们毕业以后王惠英一直都在病房，实际他是王惠英的临床指导老师。我们回来15年后又回去一趟，这个陈老大夫心梗堵了百分之七十，所以他就不上班了，连楼也不下，一直几年都不下楼。后来我回去了，他把这情况跟我说了，我就给他开了我的冠心六号。我每次开三剂到五剂，因为我在那儿只待一个多礼拜，但是吃了药以后马上就有效果，胸痛、胸闷这些症状明显减轻。走的时候我又给他调了一个方子。等治了一年多，他给我来电话，他说他已经可以下楼到处去了，那些心绞痛的症状没有了，堵塞也剩不到百分之三十了。前几天又给我来了一个电话，说是现在又出了个新症状，又不能下楼了，他一走路就心慌，我又给他开了一个炙甘草汤，他吃了以后就数心率和早搏。第一剂药他几乎一夜没睡觉，他就数早搏减少了很多。我后来给他打电话，告诉他你不能熬夜，熬夜会使药物治疗效果减弱。后来又吃了一个月左右，早搏基本都没有了，又可以到处走了。这是怎么告诉我的呢？说他女儿咳嗽有三个多月了，老是干咳好不了，要我给他去一个方子。晚上干咳厉害，我给她用的百合固金汤加味，吃了十四剂药也好了。这个病例我记忆犹新。关于治疗胸痹经方主要参考《金匮要略》，《金匮要略》一共有九张方子，我这里头提到四张，包括人参汤，其他的实际我也讲了，因为时间的关系我就不在这里讲了，有机会我可以让学生把我的草稿发到咱们微信群里。

5. 《肘后备急方》治疗胸痹瘥而复发（就是已经好了它又发作），重用薤白一味捣汁饮之，可见薤白治疗胸痹效果之佳。

6. 用于行气散结。薤白有行气导滞消胀止痛之功，故能治疗胃寒气滞之脘腹胀痛。薤白常与高良姜、砂仁、木香等同用，效佳。治疗痢疾薤白常与木香、枳实同用。此外有单用一味薤白治疗痢疾者，如范汪治疗产后诸痢方，多煮本品食之，以羊肾脂同炒食之。《食医心镜》治赤白痢下，用来煮粥喝，都有很好的效果。

7. 我认为薤白辛通滑利，上能开胸痹，降胸中之逆气；

中能实土开胃健脾；下能行大肠气滞，治诸痢。正气大虚者慎用。

8.葱白、大蒜及薤白都为寻常的食品，性味皆偏辛温，作用大同小异。而葱白偏于通上下之阳气（我治鼻塞不通时常加用葱白），以防上下之阳气虚脱。大蒜偏于杀虫解毒开胃健脾。薤白偏于温胸中之阳而散上逆之浊气。

下面我讲姜黄。

姜黄：破血行气，通经止痛。

【应用与鉴别】

1.用于破血行气，调经止痛。姜黄辛散、苦泄、温通，有破血行气之功，治疗瘀血阻滞，胸腹刺痛，月经不痛，经行腹痛。如《证治准绳》之姜黄散即姜黄、白芍、延胡索、丹皮、当归、莪术、红花、桂心、川芎配伍煎服，治妇人血脏久冷，月经不调，脐腹刺痛。

2.用于风湿痹痛。如《妇人大全良方》之舒经良方，即姜黄配伍白术、羌活、当归、白芍、甘草，治疗风湿痹痛。我临证治疗风湿痹症，常以姜黄作肩臂痛的引经药。

3.下面我讲一下它的鉴别。姜黄、郁金、延胡索均为理血中之气药，但郁金走上焦治胸部疼痛及气闭；延胡索偏于走下焦，用于内治脏腑气滞血瘀之痛；姜黄偏于走外治躯窍（躯干）之气滞血瘀之痛，所以姜黄走外，对风湿病、骨伤病是非常常用的要药。姜黄有川、广两种。川产姜为正黄色，嫩面（就是上面那面）有须，折之中空有眼。广姜深黄质粗，形扁而长。二者均可药用。

下面我讲吴茱萸。

吴茱萸：温中散寒止痛，理气降逆止呕。

【应用与鉴别】

1. 用于温中散寒。吴茱萸有温中散寒降逆止呕之功，治疗中焦虚寒之脘腹冷痛、呕吐吞酸。如《伤寒论》之吴茱萸汤，即吴茱萸配伍人参、大枣、生姜，又治外寒内侵，胃失和降的呕吐。

2. 用于虚寒性腹痛泄泻。吴茱萸能温脾益胃，助降止泻。是治疗脾肾阳虚五更泄泻之要药。如《内科摘要》之四神丸，即补骨脂、吴茱萸、肉豆蔻、五味子、生姜、红枣。吴茱萸在方中主要起温中祛寒的作用。我的经验是四神丸治疗五更泄时必须加补益脾胃止泄泻的药，如白术、党参，效果才能倍增。

3. 用于寒滞肝脉诸痛证。吴茱萸辛散苦泻，性温去寒，既散肝经之寒邪，又解肝气之郁滞，为治肝寒气滞之要药。如《医方简义》之导气汤，即吴茱萸配伍小茴香、川楝子、木香而成，主治寒疝腹痛。又如《伤寒论》的吴茱萸汤治疗厥阴头痛。又如《金匮要略》的温经汤，即以吴茱萸温经散寒，配伍当归、芍药、川芎、人参、桂枝、丹皮、生姜、甘草、半夏、麦冬，治疗冲任虚寒、瘀血阻滞之痛经。又如《证治准绳》之鸡鸣散，即以吴茱萸散寒降逆，配伍陈皮、木瓜、紫苏、桔梗、生姜，治疗寒湿脚气肿痛，或上冲入腹，甚至胸闷泛恶等症。

4. 此外用吴茱萸为末，醋调敷脚心（即涌泉穴），治疗口腔溃疡有疗效。

5. 半夏治偏于胃寒之呕，黄连治偏于胃热之呕，吴茱萸治偏于胃虚之呕。厥阴头疼因热而引起的用桑叶、菊花，因寒而引起的则用吴茱萸。吴茱萸性治病取其辛温散寒。吞酸之证宜降，寒者亦可用吴茱萸作向导，效果很好。

【温里药结语】

下面我讲温里祛寒药的结语。希望大家每一章后面的结语都认真听。因为我讲的内容都是挑着讲的，结语里的比较全，将来我们这部书完全成书的时候，所有的结语里的药都会讲的。

温里药在临证上主要应用于里寒所导致的各种病证，例如形寒肢冷、腹胀泄泻、脘痛呕吐、痰饮咳喘、腰膝痹痛、月经不调、舌苔白润、脉象沉迟等。因温里药性味多属于辛温，故一般都具有温中祛寒、回阳救逆、理气散寒的功能。如上所述，温里药主要治疗由里寒引起的各病证，但应根据症状轻重、有无兼证之别以及每味药物作用的特点随证选择。例如高良姜、吴茱萸、丁香、胡椒、小茴香、荜澄茄、草果、荜茇等均有温脾暖胃的作用。但高良姜偏于散胃寒，有定胃脘痛之功；吴茱萸治脾胃虚寒之呕吐及厥阴头疼；胡椒偏热，散寒力较短暂；而荜澄茄偏温，散寒力较持久；茴香有大小之分，大茴香多为调味品，小茴香供药用，能温暖下焦，治小腹寒湿冷痛；丁香与柿蒂合用专治呕逆；草果除燥湿祛寒之外，尚能截疟疾；荜茇温寒定痛，香窜力较大，可治游走性的疼痛，如腹痛、牙痛，兼治鼻渊。又如附子、肉桂、干姜、胡芦巴、益智仁、石钟乳皆有温肾阳、补命门火的功效。但其中附子为回阳救逆之要药，用于大汗亡阳、脉沉肢冷等证；肉桂则偏于引火归原，阴盛格阳于上时用之；干姜偏于化脾寒，治脾寒之泄泻；胡芦巴偏于散下焦之寒，主治小腹冷痛；益智仁有温涩作用，主治因肾虚导致的遗精、遗尿或腹泻，用之最为适宜；钟乳石纳肾气之力较强，用于肾虚之咳喘上气。再如薤白、艾叶、酒、姜黄、紫石英、乌头等都具有祛逐风寒、调理气血的作用。薤白温阳散浊，偏于温胸中之阳，散上逆之浊气，治胸痹刺痛；艾叶入血分，温血祛寒，调经止血，更为灸治不可缺少之药物；乌头善走经络，长于外散风寒，治风寒湿痹；姜黄温中散寒止痛，治疗中焦虚寒之冷痛，姜黄为血中之气药，偏于走外，治躯体气滞血瘀之疼痛，并兼治风湿臂痛；紫石英温下焦血寒，治宫冷不孕，因其质重，故又有平喘镇惊作用；酒除可药用外，乃生活常用之饮料。此外附子、肉桂、干姜、吴茱萸有碍胎作用，孕妇须慎服或禁服。最后还要说明的是补骨脂、海狗肾、仙茅、淫羊藿等药都兼有祛寒作用，但其主要作用是壮阳、助阳，故放在补养药中的补阳药中讲解，本章从略。

今天的课就讲到此。